U0880978

常用免疫学实验技术

（第2版）

供医学及生物学领域本科生及研究生使用

主　审　柳忠辉

主　编　杨　巍　崔雪玲　夏　圣　邝栋明

副主编　齐　妍　王　超　王宏伟　闫东梅

编　者（按姓氏笔画排序）

王　超（长江大学）　王宏伟（南京大学）

王蕴凤（吉林大学）　付海英（吉林大学）

邝栋明（中山大学）　齐　妍（吉林大学）

闫东梅（吉林大学）　李　冬（吉林大学）

杨　巍（吉林大学）　陈芳芳（吉林大学）

柳忠辉（吉林大学）　袁红艳（吉林大学）

夏　圣（江苏大学）　倪维华（吉林大学）

徐金影（吉林大学）　崔雪玲（吉林大学）

魏　瑗（中山大学）

中国教育出版传媒集团

高等教育出版社·北京

内容简介

本书秉承教学实用性与科学性特点，吸纳新的免疫学技术，使该书能适应现代免疫学实验技术教学与科学研究。在兼顾目前广泛应用的免疫学基本技术的同时，教材还融入了近年出现的新技术、新方法，例如微流控技术检测免疫细胞迁移。本书共包括17章及附录，第一部分重点叙述抗体技术及其应用，第二部分讲述细胞免疫学技术，第三部分附录，列举了免疫学常用试剂的配制。本书在讲述实验原理和实验流程的同时，分别列举了各类典型实验，同时还阐述了每种实验技术常见问题及解决方法，使得本书既适合本科生及研究生免疫学实验技术教学，也可作为参考书籍供免疫学研究的相关人员使用。

图书在版编目（CIP）数据

常用免疫学实验技术 / 杨巍等主编 . --2 版 .
北京：高等教育出版社，2024.7. -- ISBN 978-7-04-062339-0

Ⅰ. R392-33

中国国家版本馆 CIP 数据核字第 2024GD0851 号

Changyong Mianyixue Shiyan Jishu

策划编辑 瞿德竑　　责任编辑 瞿德竑　　封面设计 李卫青　　责任校对 张 薇
责任印制 耿 轩

出版发行 高等教育出版社
社　　址 北京市西城区德外大街4号
邮政编码 100120
印　　刷 北京市联华印刷厂
开　　本 787mm×1092mm 1/16
印　　张 11
字　　数 240 千字
购书热线 010-58581118
咨询电话 400-810-0598

网　　址 http://www.hep.edu.cn
http://www.hep.com.cn
网上订购 http://www.hepmall.com.cn
http://www.hepmall.com
http://www.hepmall.cn
版　　次 2013 年 3 月第 1 版
2024 年 7 月第 2 版
印　　次 2024 年 7 月第 1 次印刷
定　　价 26.00 元

本书如有缺页、倒页、脱页等质量问题，请到所购图书销售部门联系调换
版权所有　侵权必究
物 料 号 62339-00

新形态教材 · 数字课程（基础版）

常用免疫学实验技术

（第 2 版）

主编　杨巍　崔雪玲　夏圣　邝栋明

登录方法：

1. 电脑访问 http://abooks.hep.com.cn/62339，或微信扫描下方二维码，打开新形态教材小程序。
2. 注册并登录，进入“个人中心”。
3. 刮开封底数字课程账号涂层，手动输入 20 位密码或通过小程序扫描二维码，完成防伪码绑定。
4. 绑定成功后，即可开始本数字课程的学习。

绑定后一年为数字课程使用有效期。如有使用问题，请点击页面下方的“答疑”按钮。

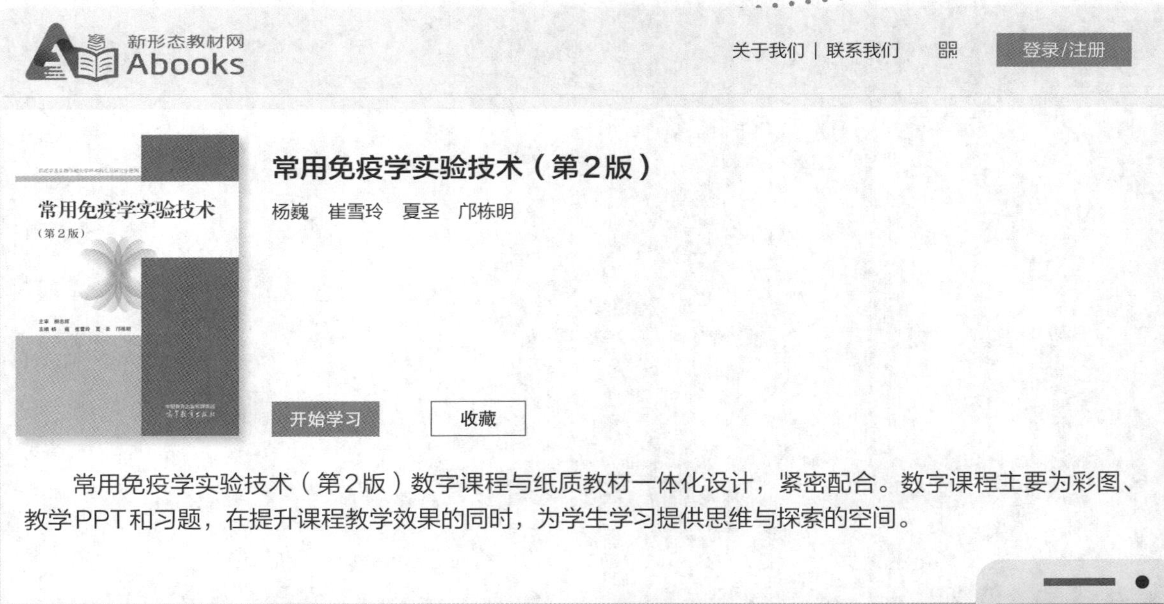

http://abooks.hep.com.cn/62339

前　言

由于现代免疫学技术的快速发展，人们很难在短时间内掌握和运用相应的免疫学技术。因此，一本好的实验技术教程，不仅要阐述实验原理的基本理论知识、介绍实验操作流程，还要具有举一反三的实用性及指导实验研究的作用。因此，本次教材编写不但吸纳新的免疫学技术内容、新的实验方法，而且兼顾举一反三的实用性及科学性等特点，使得本书不仅适合学生学习免疫学实验技术需要，还可以作为一本参考书籍供研究者使用。本书的编者均是工作在科研与教学一线的人员，每个实验内容书写时都结合了作者自身的经验和体会，不仅讲述了基本的实验过程，而且详细阐明了每个实验的影响因素，在不同条件下如何改进实验方法，提出了实验中可能出现的问题及解决策略，尽可能使每个实验都具有可操作性及指导性。因此，本书既适合本科生及研究生教学，也可供免疫学研究者作为参考书籍。

为适应新的免疫学技术发展，我们组织 5 所院校的同仁再次编写本书，由于作者在书写、语言和见解上的差异，问题在所难免，希望广大读者在使用实践中，提出宝贵意见，并对不足之处给予批评指正。最后，编者对给予本书支持的吉林大学表示衷心的感谢。

2024 年 4 月于长春
柳忠辉

目 录

第一章　抗体制备

抗体是生物进化史上最有特点的蛋白质之一，自从60多年前Edelman和Porter率先分离出免疫球蛋白分子并对其分子结构展开研究以来，抗体已经被应用于很多方面。抗体具有特异性识别抗原的能力，利用抗原抗体反应的特异性可以检测可溶性、细胞表面以及组织中的抗原，在疾病的诊断和治疗以及基础医学科学研究中发挥着重要作用。因此，如何获得特异性、高效价的抗体，一直是免疫学技术研究的重点。根据抗体产生细胞情况，抗体分为单克隆抗体及多克隆抗体，前者是由单一B细胞克隆产生的抗体，通常利用体外方法获得；后者是由多个B细胞克隆产生的抗体，可通过抗原免疫动物获得，故也称为抗血清。

第一节　多克隆抗体制备

一、动物免疫

1. 抗原：抗原种类繁多，常见的抗原有：①微生物抗原，如病毒、细菌、支原体、立克次体、螺旋体及真菌等。②组织抗原，来源于各种细胞产生的多肽、蛋白质及多糖成分。根据其存在形式又分为可溶性抗原及颗粒性抗原，前者如血清白蛋白，后者如红细胞，可溶性抗原免疫时通常需要添加佐剂，而颗粒性抗原可以直接免疫。

（1）抗原纯度：通常需要达到亲和层析或SDS-PAGE电泳纯，而为了获得特异性、高效价的抗体，免疫用抗原最好达到高效液相纯度95%以上。对于来源于原核细胞的蛋白质，确保最后的产物没有内毒素非常重要，特别是作为免疫动物的抗原，要确保实验动物不会死于内毒素引起的发热反应。可使用鲎基质显色法检测样本是否含有内毒素。

（2）抗原用量：抗原用量在一定范围内与抗体效价呈正相关，但抗原量过小、过大均可产生免疫耐受，因此，抗原用量直接关系到抗原免疫的成败。通常情况下，应用弗氏完全佐剂免疫动物时，蛋白质类抗原剂量以1 mg/kg体重左右为宜。

（3）抗原的处理

1）颗粒性抗原，如细菌菌体、红细胞等可制备成悬液，直接免疫，菌体数以1×10^{10}个/ml为宜。

2）可溶性完全抗原（蛋白质抗原），需要与佐剂混合、乳化后免疫动物。抗原乳化方法有多种，如采用注射器研磨法，可取2支5 ml注射器，以双接头注射针头连接，反复推拉，混合至油包水状态，乳化完全的抗原滴在清水表面不会扩散，视为合格，可用于免疫。

3）半抗原（多糖，多肽，激素，化学药品等），不能直接免疫动物，需与载体偶联后，才能免疫动物，制备抗体。载体应不影响抗原检测，常用载体有钥孔血蓝蛋白（Keyhol Limpet hemaoyanin，KLH）、牛血清白蛋白（bovine serum albumin，BSA）、卵清蛋白（ovalbumin，OVA），半抗原与载体常用偶联剂有戊二醛、过碘酸钠及碳化二亚胺（carbodiimide）等。载体蛋白以 KLH 最好，该蛋白不仅免疫效果好，而且与哺乳动物蛋白没有亲缘关系，不会引起免疫交叉反应。但 OVA 和 BSA 在实验室临时制备抗体时更常用。

*注：碳化二亚胺法偶联半抗原与载体蛋白。

取 BSA 5 mg 与半抗原 5 mg 溶解在 0.5 ml 蒸馏水中，10 mg 碳化二亚胺也在 0.5 ml 蒸馏水中溶解，将上述溶解的液体混合，4℃避光搅拌过夜，生理盐水反复透析除去碳化二亚胺，即为偶联抗原，按每只家兔 250 ~ 500 μg 半抗原免疫。

（4）基因免疫：针对目前抗体疗法的需求，要开发出针对保持着天然构象的膜蛋白的特异性抗体，就需要利用基因疫苗接种技术，使用质粒或病毒载体在实验动物体内制备抗体。如果免疫对象是小鼠，DNA 质粒的剂量为 100 μg，腺病毒的剂量为 10^6 ~ 10^8 PFU，注射途径为肌内注射或者皮内注射。如果免疫对象为家兔，DNA 质粒的剂量为 1 mg，腺病毒的剂量为 10^7 ~ 10^9 PFU，注射途径为肌内注射或者皮内注射。

2. 佐剂：是指与抗原一起免疫或预先给予，可以增强抗原免疫原性或改变抗原免疫应答类型的物质。佐剂种类繁多，但人用和动物免疫用佐剂不同，如人用佐剂有氢氧化铝、卡介苗（BCG）、短小棒状杆菌（CP）等，作用较为温和。而动物免疫常应用强效佐剂，如矿物油、脂质体及 CpG 寡核苷酸等。在制备动物免疫用抗原时，最常用的是弗氏完全佐剂和弗氏不完全佐剂。弗氏完全佐剂主要含有羊毛脂、液状石蜡和灭活卡介苗，通常羊毛脂与液状石蜡比例为 1∶2，也可用 1∶1 等，卡介苗一般在临用时添加（2 ~ 4 mg/kg 体重）。弗氏不完全佐剂与弗氏完全佐剂成分相同，只是不含有卡介苗。佐剂与抗原常常等量混合，充分乳化后形成油包水型，再免疫动物。

3. 动物选择：根据需要抗体量选择动物，实验室常用的免疫动物主要有小鼠和家兔。免疫动物的选择主要考虑以下几个方面。

（1）应选择与抗原亲缘关系远的动物，特别是在制备抗 Ig 抗体时。被免疫动物与抗原物质亲缘关系越远，免疫成功率越高，免疫应答越强，抗体产生水平也高。

（2）青壮年期的雄性动物更常用，发育成熟，健壮，生理状态良好。家兔初始免疫的体重通常在 2 ~ 2.5 kg，小鼠 18 g 左右为宜。

4. 免疫方法

（1）免疫途径：可采用肌内、皮内、皮下、静脉、腹腔和淋巴结等多种免疫方式，但以小剂量、多点、小鼠背部皮内或皮下免疫最为常见。颗粒性抗原（红细胞悬液、细菌悬液），可选择小鼠腹腔注射或尾静脉免疫。

（2）可溶性抗原免疫：可溶性蛋白抗原是较常用的免疫原，通常采用三次免疫法，即初次免疫后 3 周左右，进行加强免疫，再间隔 2 周左右加强免疫一次，一般于末次免疫后，小鼠眶静脉或家兔耳缘静脉采集少量血，分离血清，测定抗体效价，抗体效价达到预定后即可大量采集免疫动物血清。但抗体的效价直接与抗原性质有关，一般良好的蛋白质抗原，其血清效价都可以达到 1∶6 400。如果抗体效价过低，可追加 1～2 次免疫，如果此时仍不能达到采血的抗体效价要求，应该考虑更换动物重新免疫，或进行抗原修饰后重新免疫。

（3）颗粒性抗原免疫：根据研究目的确定免疫次数，如溶血空斑试验，只需一次免疫，而要达到高效价，则需多次免疫，如第一周小鼠腹腔注射 2 次，随后每周加强注射一次，加强免疫后 4～5 天试血，作凝集试验，抗血清效价 > 1∶2 000，即可大量采集抗血清。

5. 免疫动物采血：动物加强免疫的第 5～7 天采血。如家兔，采血前禁食 12 h，但不禁水。采血时将动物仰卧固定，麻醉后切开皮肤分离颈动脉，用两支止血钳夹住动脉（约 5 cm），切开动脉直接放血（一只家兔可放血 100 ml 左右）。将采集的血液 37℃放置 1 h，再放 4℃过夜，可使血清充分析出。3 500 r/min 离心 15 min，血清分装 −80℃保存。抗体应避免反复冻融，效价可保持 2 年以上。

6. 多克隆抗体制备实例

（1）颗粒性抗原：采集雄性绵羊抗凝血（10% 枸橼酸钠 10 ml 可抗凝新鲜血液 100 ml），离心弃血浆，生理盐水洗血细胞 3～4 次，至无溶血为止。然后按表 1–1 配制稀释液。

表 1–1　血细胞浓度稀释与免疫次数

免疫次数	1	2	3	4	5	6	7
血细胞浓度	10%	20%	30%	40%	40%	40%	40%
剂量（ml）	4	4.5	5.5	6.5	7	7	7

选择体重 2 kg 以上的健康家兔，采用兔耳静脉注射法免疫，前 5 次免疫间隔 48 h，后 2 次每日免疫一次，末次免疫后 5～6 天测血清抗体效价，当血清抗体效价达 1∶2 000 以上即可采血，若低于 1∶2 000，可再免疫 1～2 次。

（2）乙肝表面抗原：纯化的使用真核细胞表达的乙肝表面抗原（HBsAg）30 μg 稀释在 100 μl 生理盐水中，与弗氏完全佐剂按 1∶1（V/V）混合、乳化，在 BABL/C 小鼠（雌性，体重 20 g ± 2 g）背部皮下多点注射。在 2 周后和 4 周后各使用相同剂量免疫一次，加强免疫使用弗氏不完全佐剂。末次免疫的 4 天后采尾静脉血使用 ELISA 法检测效价，达到 1∶6 400 以上，即可采血。

二、抗体的纯化

免疫动物制备的多克隆抗体，因含有大量的杂蛋白质而影响抗体的应用，因此，要将有效的抗体进行纯化后使用。抗体纯化的方法主要包括盐析法、凝胶柱层析、离子交换剂层析、免疫亲和层析等。下面主要介绍常用的盐析法及凝胶柱层析。

1. 盐析法：蛋白质由于分子量和携带的电荷等不同，可在不同浓度的高盐液体内分级析出，根据这一原理，在免疫血清中加入不同浓度的硫酸铵，可使免疫球蛋白逐步析出，即可获得高纯度免疫球蛋白。

（1）试剂与材料

1）饱和硫酸铵溶液。取 500 ml 蒸馏水，加入约 400 g 硫酸铵，水浴加热至 70℃，磁力搅拌器充分搅拌，直到加入的硫酸铵不再溶解，以氨水（也可用 NaOH）调 pH7.2，室温保存。

2）0.9% 氯化钠溶液（生理盐水）。

3）磁力搅拌器，500 ml 烧杯，透析袋。

4）兔抗人 IgG 免疫血清。

（2）基本流程：取免疫血清 10 ml，加等量生理盐水稀释，置磁力搅拌器上，边搅拌边逐滴加入饱和硫酸铵 20 ml，至 50% 饱和硫酸铵浓度。4℃放置 1 h，4 000 r/min，4℃离心 30 min，弃上清，沉淀物加生理盐水 20 ml 溶解。再次加入饱和硫酸铵 10 ml，至饱和硫酸铵浓度大于 33%，4 000 r/min，4℃离心 30 min，弃上清，重复此步骤 2 次。最后将离心沉淀物加生理盐水 4 ml 溶解，装入透析袋。

将盛装盐析物溶液的透析袋置入大烧杯中，蒸馏水 4℃下透析 4 h，换用生理盐水透析 48 h，此过程应反复换液数次，目的是除去 NH_4^+ 及 SO_4^{2-} 成分。也可采用 Sephadex G25 层析除盐，该法除盐较彻底、快速，但抗体浓度将被稀释。

［关键点］

（1）全部实验操作应避免在超过 20℃环境中进行，最好在 4℃冷室中操作，以防 IgG 变性和降解。

（2）磁力搅拌器搅拌血清时，速度不宜过快，以防产生多量泡沫影响饱和硫酸铵液的加入。

（3）如果盐析的免疫球蛋白来源于小鼠，饱和硫酸铵的终浓度不宜低于 45%，尤其是单克隆抗体纯化时，饱和硫酸铵终浓度以 50% 为宜，过低会导致大量单克隆抗体（IgG）丧失。

2. 凝胶柱层析：凝胶本身是一种多孔网状结构分子筛，其线性基质含多个羟基，具有亲水性，在交联剂作用下交联形成不溶于水的三维空间网络结构。蛋白质溶液流经凝胶柱时，大分子蛋白质不能穿过凝胶网孔进入胶粒内部，而留在胶粒间隙的溶液中，随洗脱液最先流出。而小分子蛋白质则进入胶粒内部，由于受到胶粒阻留，流速较慢。即可根据蛋白质组分分子量大小不同，将蛋白质组分由大到小依次分离出来。

（1）试剂及材料

1）抗体样品：经饱和硫酸铵沉淀、初步分离的 IgG。

2）0.05 mol/L pH8.0 磷酸缓冲液（PB）：0.2 mol/L Na_2HPO_4 溶液 94.7 ml，0.2 mol/L NaH_2PO_4 溶液 5.3 ml 混合后，蒸馏水稀释至 400 ml。

3）Sephadex G–200：干胶 20 g。

4）材料：层析仪 1 套，2.5 cm × 100 cm 层析柱，1 000 ml 烧杯 2 个，5 ml 吸量管

1 支，8 ml 试管 100 支。

（2）基本流程

1）凝胶处理：Sephadex G-200 使用前应用水使其充分膨胀，一般需要膨胀 72 h。为节约时间，也可煮沸 2 ~ 4 h，并重复漂洗 2 ~ 3 次。

2）装柱：柱内径和高度之比 1：20 ~ 1：50 的层析柱，与蠕动泵、紫外监测仪相连，并向柱内加入 1/3 高度的缓冲液，将溶胀的 G-200 凝胶用缓冲液调成糊状，沿柱内壁填充到柱内，待其部分自然沉降后，吸出部分上清，再加入凝胶，反复数次，直至凝胶距柱上口 6 ~ 8 cm，在凝胶上放一直径略小于内径的圆形滤纸片，使其平铺在凝胶柱面上。目的是防止加样或加缓冲液时破坏凝胶柱界面的平整，并能防止样品中的颗粒进入凝胶柱。按 0.2 ml/min 流速，连续冲洗，使柱充分平衡后上样，G-200 一般需要平衡 4 h 以上。

3）加样：吸去滤纸片上层缓冲液，加入 2 ml 经饱和硫酸铵沉淀的抗体样品，待样品完全进入层析凝胶柱后，再加满洗脱缓冲液。

4）洗脱：用 0.05 mol/L pH8.0 磷酸缓冲液以 0.1 ml/min 速度洗脱，记录洗脱图谱，分步收集洗脱组分（2 ml/ 管）。

5）检测：收集的样品采用紫外分光光度计法检测蛋白质含量，蛋白质主峰为 IgG，可进一步检测 IgG 免疫学活性和纯度。

［关键点］

（1）装柱过程切忌有气泡和断层，若有断层，须倾倒出，重新装柱。

（2）加样时，注意缓冲液界面恰好在滤纸片上，及时加样，不能出现因放液过快，凝胶柱干涸现象，一旦干涸凝胶不能继续使用。

（3）整个层析过程时间较长，要求在 4℃环境中操作，以防蛋白质活性下降。

3. 应用举例——重组蛋白抗体制备

（1）试剂及材料

1）重组 BSA-ACTH 肽。

2）弗氏完全与不完全佐剂。

3）protein A 亲和层析凝胶。

（2）操作程序

BSA-ACTH 肽与弗氏完全佐剂等体积混合、充分乳化

↓

家兔背部皮下多点免疫，每只家兔注射总抗原量合 BSA-ACTH 肽 300 ~ 500 mg

↓

免疫 3 周后，取等量 BSA-ACTH 肽与弗氏不完全佐剂等体积乳化，加强免疫一次

↓

间隔 2 周加强免疫一次

↓

最后一次免疫的第 5 天，家兔耳缘静脉采血。间接 ELISA 法测定抗体，
效价 > 1∶6 400，即可从家兔颈动脉采集全部血液，分离血清

↓

取 10 ml 抗血清，经 45% ~ 50% 饱和硫酸铵沉淀 2 次，生理盐水溶解抗体，
再经生理盐水充分透析 48 ~ 72 h

↓

取透析的抗体与 1 ml protein A 4℃旋转混合 30 min

↓

将凝胶移至微量柱上，20 倍柱床体积的 1 × PBS 充分洗涤 protein A 柱 *

↓

4 倍柱床体积的 0.1 mol/L pH2.4 甘氨酸 –HCl 缓冲液洗脱抗体，
每 10 滴（约 0.4 ml）收集 1 管，管内预先加入等体积 0.2 ~ 0.5 mol/L
pH7.5 的 PB 缓冲液，收集含蛋白管（约 5 管）混合

↓

超滤除盐、浓缩，以 1 × PBS 调体积至 2 ml，
测抗体效价，分装，–70℃保存。此法可获得高纯度抗 IgG 抗体

* 注：凝胶经充分洗净后，其流出液在 280 nm 测定光吸收值应 < 0.02。

三、抗体保存

1. 避免高温、低 pH：无论是纯化的抗体，还是免疫后的抗血清，实验室保存条件和方法对其效价影响非常大，保存不当，可使抗体腐败变质、杂菌污染或效价下降而失去应用价值。由于抗体是大分子蛋白质，因此，一定要注意避免蛋白质的变性和降解问题，即过高温或极端 pH 的出现。

2. 避免反复冻融：抗体作为大分子蛋白质，在低浓度时极易引起空间结构的变化，因此应尽可能以高浓度分装成小量，–80℃保存，至少也要在 –20℃以下冻存。尽可能避免多次冻融，一般来说，冻融 1 ~ 2 次对效价影响不大，融解后的抗体可暂时保存在 4℃，在 1 个月内应用。为避免多次冻融影响效价，可将纯化的抗体加上 50% 甘油保存在 –30℃。

3. 防腐剂：可用于抗体保存的防腐剂有叠氮钠（0.02% 浓度）、硫柳汞（0.01% 浓度）和石碳酸（0.5% 浓度）等。加入防腐剂后可放入 4℃普通冰箱保存约 1 年，但荧光抗体或辣根过氧化物酶标记抗体不宜用叠氮钠防腐，因为叠氮钠对荧光素（异硫氰酸荧光素）有猝灭作用，对酶也有毒性作用。

4. 真空冷冻干燥保存：这是一种理想的纯化抗体保存方法。抗体分装于安瓿内（通常 1 ~ 2 ml），置低温真空干燥器内，真空条件下使样品逐渐脱水干燥，然后密封。冻干后免疫血清或纯化抗体可在 –20℃保存数年。

第二节　单克隆抗体制备

1975年，英国剑桥大学的Köhler和Milstein利用B细胞杂交瘤制备单克隆抗体（monoclonal antibodies，mAb），其原理是利用单一B细胞克隆分泌特异性抗体和骨髓瘤细胞在体外长期增殖的特性，将上述两种细胞融合形成杂交瘤细胞。该杂交瘤细胞可在体外长期稳定生长，并分泌独特型抗体，此即单克隆抗体制备技术。杂交瘤细胞培养的关键是HAT选择性培养，骨髓瘤细胞因缺乏次黄嘌呤鸟嘌呤磷酸核糖转移酶（HGPRT），而在HAT培养基，即含次黄嘌呤（H）、氨基蝶呤（A）、胸腺嘧啶核苷（T）培养基中不能生长，B细胞虽然具有次黄嘌呤鸟嘌呤磷酸核糖转化酶，可以在HAT中存活，但B细胞不能传代生长。杂交瘤细胞由于具备了骨髓瘤细胞和B细胞的双重特点，可以在HAT培养基中长期存活。因此，通过HAT选择培养，即可筛选出杂交瘤细胞株。

一、试剂与器材

1. 细胞融合剂聚乙二醇（PEG）：相对分子质量4 000，1 g/安瓿，10磅15 min高压灭菌后，–30℃保存。使用时酒精灯直接融化，待温度降至60℃时，迅速加入1 ml无血清RPMI–1640培养液，混匀，即为融合用50%PEG，40℃保温备用。

2. RPMI–1640培养液：RPMI–1640 10.4 g＋$NaHCO_3$ 2 g＋双抗溶液5 ml＋0.2 mol/L L–谷氨酰胺1 ml，加双蒸水至1 000 ml，调整至pH7.2。过滤除菌，4℃保存。

3. 100×氨基蝶呤（A）（4×10^{-5} mol/L）：氨基蝶呤（相对分子质量440.4）1.76 mg添加90 ml双蒸水，加入1 mol/L NaOH 0.5 ml，溶解后加入1 mol/L HCl 0.5 ml，双蒸水加至100 ml，–30℃保存。

4. 100×次黄嘌呤（H）和胸腺嘧啶核苷（T）（H：1×10^{-2} mol/L；T：1.6×10^{-3} mol/L）：次黄嘌呤136.1 mg和胸腺嘧啶核苷38.8 mg，加双蒸水至100 ml，50℃水浴中充分溶解，过滤除菌，–30℃保存。用前可置40℃加温助溶。

5. 100×8–杂氮鸟嘌呤（8–AG）储存：8–杂氮鸟嘌呤200 mg（相对分子质量152.1）用1 ml 4 mol/L NaOH溶解，再加1 mol/L HCl中和，补双蒸水至100 ml，过滤除菌，分装，–30℃保存。

6. 主要设备：CO_2培养箱、超净工作台、倒置显微镜、除菌滤器、酶联免疫测定仪。

7. 手术器材：手术剪刀、镊子、眼科剪刀、眼科镊子、止血钳。

8. 其他器材：血细胞计数板、离心管、培养皿、平底细胞培养板。

9. 小鼠骨髓瘤细胞系SP2/0或NS–1。

二、实验流程

1. 动物免疫：BALB/c小鼠，雌性，6～8周龄，体重18 g±2 g。常规免疫，当效价达到1∶400～1∶1 600或以上时，取同量抗原尾静脉或腹腔加强免疫，最后一次加强免疫3天后取免疫小鼠脾细胞进行细胞融合。

2. 饲养细胞的制备：正常BALB/c小鼠经75%乙醇消毒腹部，切开腹膜，用注射器腹腔注射4℃预冷的无血清培养液4～5 ml，轻揉腹部数次，用吸管吸取细胞悬液，用无血清培养液离心洗涤（1 000 r/min，5 min）2次。重新悬浮细胞于20%FCS-RPMI-1640培养液中，调细胞2×10^5/ml，将细胞加至96孔培养板，每孔100 μl。

3. 骨髓瘤细胞培养：复苏的骨髓瘤细胞于10% FCS-RPMI-1640培养液中培养1周，在融合前3天，每天更换一半培养液，使骨髓瘤细胞保持在对数生长期。融合当天用RPMI-1640培养液洗涤离心骨髓瘤细胞（1 000 r/min，5 min）2次，RPMI-1640培养液重新悬浮细胞。台盼蓝染色，镜下计数活细胞数大于95%，取（1～2）$\times10^7$骨髓瘤细胞。

4. 细胞融合：将制备的脾细胞悬液（1×10^8）和骨髓瘤细胞［（1～2）$\times10^7$］按5∶1～10∶1的比例混合，加入20 ml RPMI-1640培养液，离心洗涤2次（1 000 r/min，5 min）。第二次离心后，尽可能吸净残留液体，使细胞沉淀团块松散。于37℃水浴内，在1 min内缓慢加入40℃预温的50%PEG 1 ml，静置1 min。于1 min内，加37℃预温RPMI-1640培养液2 ml。于3 min内，加37℃预温RPMI-1640培养液25 ml，1 000 r/min，离心5 min。倾去上清，轻弹试管底部，使细胞略松散，加HAT培养液轻轻悬浮沉淀细胞，调细胞浓度至1×10^6/ml。

5. 杂交瘤细胞选择性培养和筛选：将细胞接种于96孔板中（实验前一天加好饲养细胞的培养板），每孔0.1 ml，37℃，5% CO_2培养。融合后每隔3～5天更换HAT培养液一次，共3～4次，采用换半液法换液，即每次吸出培养液中的一半液体后再加入等量新培养液。融合后1周左右可出现克隆，当14～21天集落大于3 mm或大于视野1/2时，利用间接ELISA法筛选分泌单克隆抗体的阳性杂交瘤细胞克隆。

6. 杂交瘤细胞的克隆化培养：将检出的分泌单克隆抗体的阳性孔杂交瘤细胞按有限稀释法稀释细胞，即用HAT培养液稀释细胞至2～5个/ml，10～20个/ml和50个/ml，于96孔细胞培养板中每孔加入细胞0.1 ml，各浓度按12孔、8孔、4孔的数量接种。亚克隆化培养10～14天后，收获单一杂交瘤细胞克隆孔的上清，用间接ELISA法检测抗体分泌情况，挑选单个阳性克隆生长的阳性孔再进行2～3次亚克隆，直到亚克隆化时全部克隆孔细胞培养上清抗体检出阳性率达100%为止。

7. 单克隆抗体大量制备：选用BALB/c雌性小鼠，腹腔内注射0.5 ml液状石蜡或淀粉3天左右，腹腔注射杂交瘤细胞每只鼠1×10^6/ml。

8. 单克隆抗体的纯化：羟基磷灰石柱层析法——羟基磷灰石经0.01 mol/L pH6.8 PB漂洗3次后装柱，柱床为1.6 cm×10 cm。1倍柱床体积的1 mol/L NaCl洗涤，4倍柱床体积的0.01 mol/L pH6.8 PB洗涤平衡。加入1～5 ml收集的腹水上清（除去上层的不溶物质及沉淀物）。0.01～0.3 mol/L pH6.8 PB 300 ml线性梯度洗脱，部分收集器分部收集，流速为0.7～0.9 ml/min，5 min收集1管，第3管为纯化的IgG单克隆抗体。经生理盐水充分透析后，冷冻干燥，分装，-20℃冻存。

单克隆抗体常用的纯化方法还有，收集的腹水上清经50%饱和硫酸铵沉淀，再采用protein A亲和层析柱纯化，即得IgG型单克隆抗体。

9. 单克隆抗体的鉴定

（1）单克隆抗体亚类的鉴定：可采用标准的抗Ig亚类单克隆抗体，利用琼脂扩散试验鉴定抗体亚类，是属于IgG1还是IgG2型单克隆抗体。

（2）单克隆抗体特异性的鉴定：采用包被不同抗原的酶标板，利用间接 ELISA 法检测抗体的交叉反应性。

（3）单克隆抗体效价和亲和力测定：可采用间接 ELISA 法测定。

［关键点］

（1）PEG 相对分子质量 400～6 000 都可使用，但以 4 000 融合效率最高。

（2）饲养细胞制备：取小鼠腹腔巨噬细胞制备饲养细胞时，腹腔冲洗液以 4～5 ml 较合适，保证饲养细胞在 96 孔细胞培养板中每孔（1～2）$\times 10^4$ 的浓度，最好于融合前 1～2 天铺 96 孔细胞培养板。血清质量好时，细胞融合也可不用饲养细胞。但杂交瘤细胞亚克隆化时，应加饲养细胞。

（3）骨髓瘤细胞的准备：为防止骨髓瘤细胞发生 HGPRT 酶的逆转，应定期用 20 μg/ml 的 8–AG 处理骨髓瘤细胞，或于融合前用 HAT 培养液检定骨髓瘤细胞的敏感性，发现较多骨髓瘤细胞逆转，再用 8–AG 处理；当融合率低而又找不到其他原因时，应该考虑骨髓瘤细胞的质量，可试换骨髓瘤细胞。

（4）细胞融合：一只免疫小鼠脾细胞尽可能接种 10 块以上 96 孔板，80% 以上的孔有 1～3 个克隆最合适，既可减少工作量，又不易丢失阳性克隆。

（5）加板：刚刚融合的细胞切忌强力吹打，以防细胞损伤、分离，降低融合率。克隆化过程中，应逐渐用普通 RPMI–1640 培养液以 1/2 的速度替代 HT 培养液并递减牛血清的浓度至 10% 左右。

（6）亚克隆化：可以在显微镜下直接挑取单一克隆进行亚克隆化，可有效较少工作量，也更易获得阳性克隆。

（7）细胞冻存：最好采用 50% 牛血清加 DMSO 进行细胞冻存，有利于细胞复苏。

第三节　人源化基因工程抗体制备

根据文献报道，动物来源的抗体在进入人体后会产生抗抗体，反复注射 2 或 3 次以后，90% 以上的患者可以产生抗抗体。而且动物来源的抗体在人体内介导抗体依赖细胞介导的细胞毒作用（ADCC）和补体依赖的细胞毒性（CDC）的能力比较弱，半衰期也相对较短。因此对于动物来源的抗体进行人源化改造具有很强的必要性。早在 1986 年，Greg Winter 就已经开展了鼠源 CDR 移植抗体的工作。其方法是将小鼠单克隆抗体的 6 个 CDR 的氨基酸序列插入人免疫球蛋白的框架区内，替代原有人抗体的 CDR，即人源化的抗体，具有小鼠抗体的抗原结合特异性又降低其免疫原性，并具有正常人抗体诱导下游免疫应答的能力。这个方法进一步优化之后，已经可以制备出鼠源部分小于 5% 的人源化抗体。

一、试剂与器材

1. 细胞：分泌单克隆抗体的杂交瘤细胞株提供 CDR 模板，$CHO/DHFR^-$ 作为宿主细胞。
2. 完全培养基：RPMI–1640 或 DMEM 加 10% 胎牛血清的培养液。

3. 试剂盒：制备含有鼠源抗体模板的cDNA所需要的RNA抽提试剂盒和cDNA合成试剂盒。

4. PCR相关试剂：磷酸缓冲液、焦碳酸二乙酯（DEPC）处理过的水、RNA酶抑制剂（50 U/μl）、dNTP（10 mmol/L）、Tag DNA聚合酶（2 U/μl）、PCR扩增缓冲液、禽成性髓细胞白血病病毒（AMV）逆转录酶（9.5 U/μl）、T载体。

5. 引物：针对小鼠的重链和轻链可变区的上、下游引物（20 μmol/L）。

6. 细菌：感受态大肠埃希菌（*E. coli*）。

7. 连接酶缓冲液：1 Weiss U/μl T4 DNA连接酶和2 × T4 DNA。

8. 电穿缓冲液：20 mmol/L Hepes pH7.05、0.7 mmol/L Na，HPO、137 mmol/L NaCl、5 mmol/L KCl、6 mmol/L葡萄糖和4 mmol/L β-巯基乙醇。

9. 选择性培养基：含氨甲蝶呤（MTX）的完全培养基，其中MTX的浓度为150 nmol/L。

10. LB平板：用于筛选细菌的加入适当抗生素的LB平板。

11. IgG标准品：人IgG标准品。

12. 抗体：羊抗人κ链特异性抗体和HRP标记的羊抗人Fcγ段特异性的抗体。

13. 洗液：PBS含0.05% Tween20。

14. 显色液：邻苯二胺（OPD）。

15. 主要设备：PCR仪、电转染仪、流式细胞仪、CO_2培养箱、酶标仪。

二、实验流程

1. 设计几对简并PCR引物，以下引物同时应用可以克隆大部分小鼠单克隆抗体变区的序列。

（1）小鼠V_H5′端引物（针对重链可变区的引导序列）

1）5′-CTCACCATGG［A/G］ATG［C/G］AGCTG［T/G］GT［C/A］AT［C/G］-3′

2）5′-CTCACCATG［A/G］ACTTCGGG［T/C］TGAGCT［T/G］GGTTTT-3′

3）5′-CTCACCATGGCTGTCTTGGGGCTGCTCTTCT-3′

4）5′-CTCACCATGG（A/G）CAG（G/A）CTTAC（T/A）AT（C/T）（T/C）-3′

（2）小鼠V_L5′端引物（针对轻链κ链可变区的引导序列）

1）5′-CTCACCATGGAGACAGACACACTCCTGCTAT-3′

2）5′- CTCACCATGGATTTTCAAGTGCAGATTTTCAG-3′

3）5′-CTCACCATGGAG［A/T］CACA［G/T］［A/T］CTCAGGTCTTT-3′

4）5′-CTCACCATG［G/T］CCCC［A/T］［A/G］CTCAG［C/T］T［C/T］CT［T/G］-3′

5）5′-CTCACCATGAAGTTGCCTGTTAGGCTGTTG-3′

6）5′-ATGATGAGTCCTGCCCAGTTCC-3′

（3）小鼠V_H3′端引物（针对重链恒定区的引导序列）

1）1.5′-GTTTTGGCTG［A/C］［A/G］GAGAC［A/G/T］GTGA-3′

2）2.5′-A（C/T）CTCCACACACAGG（A/G）（A/G）CCAGTGGATAGAC-3′

（4）小鼠 V_L3′ 端引物（针对轻链 κ 链恒定区的引导序列）

1）1.5′-AGCCCGTTT［G/T］ATTTCCA［A/G］CTT-3′

2）2.5′-ACTGGATGGTGGGAGATGGA-3′

2. 体外培养杂交瘤细胞至密度为 5×10^5/ml，室温下 1 000 g 离心 10 min，收集细胞总量在 10^7 个以上，弃上清，将细胞沉淀用 PBS 洗涤 2 遍，离心收集沉淀。

3. 按 RNA 抽提试剂盒说明书抽提细胞 mRNA，将 mRNA 溶解在 20 μl DEPC 处理过的水中。

4. 用 OD_{260} 和 OD_{280} 测定 RNA 的含量和纯度，OD_{260}/OD_{280} 为 1.8 ~ 1.9 时，RNA 纯度合格。

5. 按照 cDNA 合成试剂盒的说明由 mRNA 逆转录合成单链 cDNA。

6. 用上述合成的 cDNA 在 0.5 ml 离心管中进行 PCR 扩增。以 100 μl 反应体积为例，按顺序加入下列成分：1 μl 小鼠轻链（或重链）可变区的 5′ 端混合引物、1 μl 小鼠轻链（或重链）可变区的 3′ 端混合引物、2 μl 2 U/μl Tag DNA 聚合酶、16 μl 1.25 mmol/L 溶于 TE 中的 4 种 dNTP 混合溶液、10 μl 10 × PCR 扩增缓冲液，补无菌水至终体积 100 μl。

7. 在 PCR 仪中扩增，程序：30 个循环：60 s 94℃（变性）、60 s 55℃（退火）、60 s 72℃（延伸）；1 个循环：10 min 72℃（延伸）。

8. 将 10 μl PCR 产物在 1.5% ~ 2% 的琼脂糖胶凝上电泳，观察 PCR 产物的片段大小同预计的是否一致，使用引导区和恒定区的引物扩增的轻链可变区产物大小约为 380 bp，重链可变区约为 420 bp。

9. 将 PCR 产物克隆到 T 载体：在 0.5 ml 的离心管中进行连接反应（总体积在 20 μl），包含：3 μl PCR 引物、50 ng T 载体、10 μl 2 × T4 DNA 连接酶缓冲。

10. 把质粒转入感受态大肠埃希菌。

11. 通过小量碱裂法制备 DNA，用合适的限制性内切核酸酶消化 DNA。在 2% 的琼脂糖凝胶上电泳，证明插入片段大小正确。

12. 对 PCR 产物测序。

13. 设计人源化单克隆抗体：首先使用 ANVER 软件建立三维结构图，然后用 BLAST 方法挑选骨架区（FR）与鼠源 FR 区一致性高于 65% 的人免疫球蛋白，再选定对 CDR 结构起到重要作用的 FR 残基，最后确定合适的抗体亚型并选定酶切位点。

14. 收对数生长期的宿主细胞（CHO），室温下 400 g 离心 10 min，用 300 μl 冰预冷的 PBS 重悬细胞，细胞数量为（5 ~ 10）$\times10^6$ 个。

15. 质粒的线性化：将 30 μg 质粒用单一位点的限制性内切酶酶切，纯化后溶解在 100 μl 冰预冷的电穿缓冲液中。

16. 电转染：将质粒加入宿主细胞中，冰上混匀，用电转染仪进行电穿孔转染，电穿参数为 450 V，25 μF，然后将样品杯取出，置冰浴 10 min。

17. 在选择性培养基中培养：用 20 ml 完全培养基悬浮细胞后，按每孔 100 μl 加入 96 孔板在 CO_2 培养箱中培养，48 h 后加入选择性培养基，每孔 100 μl。每周换 2 次液，每次吸出 100 μl 的旧培养基，加入 100 μl 新选择性培养基。

18. 14 天后，在显微镜下可见单个细胞克隆形成，此时可以用 ELISA 检测细胞培养上清中人源化抗体的分泌。

19. ELISA 夹心法检测 IgG 的分泌：所用的包被抗体为羊抗人 κ 链特异性抗体，按每孔 100 μl 加入培养上清或人 IgG 标准品，室温孵育 1 h 后，洗 3 次，加入 HRP 标记的羊抗人 Fcγ 段特异性的抗体室温孵育 1 h 后，洗 3 次，加入显色液，避光显色 30 min，用 1 mol/L H_2SO_4 每孔 100 μl 终止显色，用酶标仪检测 OD 490 nm，参比波长 570 nm。

20. 人源化抗体的特异性和亲和力检测：如果目标抗原为可溶性抗原，使用 ELISA 方法检测；如果是膜表面抗原，使用同位素法检测，也可以使用荧光素标记抗体后 FACS 检测。

[关键点]

（1）杂交瘤细胞经常转录两种轻链 mRNA，一种是有功能的 mRNA，另一种是无功能的 mRNA，无功能的 mRNA 往往是 CDR3 处或附近的序列发生突变所致，因此，在克隆过程中，要测定数十个以上的克隆序列，保证所克隆的序列是无功能的。

（2）RT-PCR 法可能克隆到不止一个 V_H 或 V_L 的序列，因此有必要对每一个序列进行确认，验证所测的序列是正确的，可以通过构建嵌合抗体检测其亲和力与鼠源抗体差异情况，或者是通过对所分泌的抗体蛋白进行 N 端测序，氨基酸测序一般测定 15～20 个氨基酸，足以验证所获得的序列是否正确。

（3）只有证实了克隆的可变区序列具有等同于鼠源抗体的亲和力，才能继续对其进行人源化设计和改造。

（4）一般细胞密度为每孔 5×10^5 个时，24 h 后就可以测定其日分量（μg/10^6 细胞），培养 4 天后就可以测定其总的分泌量（mg/L）。

（李　冬）

第二章　经典免疫学检测技术

抗原抗体反应也称为血清学反应，抗原抗体检测技术是建立在抗原抗体特异性结合基础上的一系列检测技术。随着科学技术的不断发展，抗原抗体检测技术也得到快速发展。人们根据免疫学检测的基本原理，将利用抗原抗体及免疫分子自身特性进行抗原抗体或免疫分子检测的技术称为经典免疫学检测技术，主要包括凝集反应、沉淀反应及补体活性检测技术等；而将近年来发展起来的、利用辅助手段进行抗原抗体检测的技术，称为现代免疫学检测技术，如酶联免疫吸附试验、免疫印迹等免疫标记技术。下面仅就常用的经典免疫学检测技术进行介绍。

第一节　凝集反应

在适当的电解质环境中，颗粒性抗原（如细菌、细胞等）与相应抗体发生特异性结合，出现肉眼可见的凝集现象，即凝集反应。依据反应原理的不同，可将凝集反应分为直接凝集反应和间接凝集反应；依据反应介质的不同，可将凝集反应分为玻片法和试管法。凝集反应的检测方法比较简单，但敏感性较差，一般只用于颗粒性抗原免疫后抗体效价的检测、血型配型检测和细菌检测。

一、直接凝集反应

细菌、螺旋体或红细胞等颗粒性抗原在适当电解质存在的条件下，直接与相应的特异性抗体结合，当两者比例合适时，出现肉眼可见的凝集块，称为直接凝集反应。常用的试验方法有玻片法和试管法两种。

（一）玻片法

本法为定性试验，一般用已知的抗体作为诊断试剂，来检测待检样本中是否含有相应的颗粒性抗原。以红细胞血型抗原检测为例介绍如下。

1. 材料：标准血清（抗 A 或 B）、待检红细胞悬液、生理盐水、载玻片等。

2. 步骤

（1）将一滴标准血清（约 25 μl）加在洁净载玻片一端，一滴生理盐水（约 25 μl）加在另一端作阴性对照。

（2）在玻片上的标准血清和生理盐水上分别滴加一滴待检红细胞悬液，分别混匀。

（3）室温静置 3 min 即可观察结果。

（4）结果判定：如果待检红细胞表达标准血清针对的血型抗原，则抗原抗体发生特异性结合，标准血清出现红细胞凝集，周围液体澄清，即为阳性反应；如果待检红细胞不表达标准血清针对的血型抗原，则没有抗原抗体的特异性结合，标准血清中的红细胞不发生凝集，为均匀混浊的液体，即为阴性反应。生理盐水一端作为阴性对照，无相应抗体，因此不发生凝集。

［关键点］

每一样本（细胞、细菌等）均须用生理盐水作为阴性对照，如果生理盐水对照出现凝集则表示颗粒性抗原发生自凝，试验结果无效。

另外，判定结果时，必须防止样本干燥。

（二）试管法

本法为半定量试验，通常用已知抗原作为诊断试剂，与一系列稀释的待检血清在小试管中混合，以出现明显絮片状或颗粒状凝集现象的最高血清稀释度作为待检血清抗体的效价。

1. 材料

（1）2% 人 A 型或 B 型红细胞悬液。

（2）单克隆血型试剂：抗 A 或抗 B 抗体。

（3）生理盐水、小试管等。

2. 步骤

（1）按表 2–1 在 10 个试管内分别加入生理盐水 0.5 ml。

（2）在第 1 管中加入抗 A 或抗 B 抗体 0.5 ml，混匀后吸出 0.5 ml 加入第 2 管，同样混匀后吸出 0.5 ml 加入第 3 管中，依此类推，直至第 9 管，第 9 管混匀后弃去 0.5 ml。第 10 管为阴性对照，只含有 0.5 ml 生理盐水而无抗体。

（3）各管中分别加入 2% 人 A 型或 B 型红细胞悬液 0.5 ml。

（4）混匀后室温放置 60 min，判定结果。

（5）以出现明显凝集的阳性管中最高稀释倍数对应的稀释度为抗体的效价。

表 2–1　试管凝集试验操作程序

试管号	1	2	3	4	5	6	7	8	9		10
生理盐水（ml）	0.5	0.5	0.5	0.5	0.5	0.5	0.5	0.5	0.5		0.5
抗体（ml）	0.5	0.5	0.5	0.5	0.5	0.5	0.5	0.5	0.5	弃 0.5	
红细胞（ml）	0.5	0.5	0.5	0.5	0.5	0.5	0.5	0.5	0.5		0.5
血清稀释度	1 : 2	1 : 4	1 : 8	1 : 16	1 : 32	1 : 64	1 : 128	1 : 256	1 : 512		–

[关键点]

（1）红细胞悬液要尽量新鲜采集，无溶血。红细胞悬液在4℃阿氏液中保存不能超过1周。

（2）混合要充分，可振荡1 min左右。当反应结果不明显时，可将试管放置于37℃水浴中反应。

（3）当结果判定困难时，可将试管以1 000 r/min离心1 min。离心后，发生特异性凝集的试管中红细胞呈片状平铺在管底，而自发沉淀或聚集的试管中红细胞集中在试管底部中央呈团块状。另外，抗体效价的正确表示方式是稀释度而不是稀释倍数。结果分析示例：阴性对照管无抗体，不发生凝集现象，说明结果可信；1～6管出现明显凝集而7～9管未发生凝集，则抗体的效价为第6管对应的稀释度，即1∶64。

二、间接凝集反应

将可溶性抗原（或抗体）吸附或偶联于一种与免疫无关、一定大小的惰性载体颗粒表面，使其成为致敏载体，然后与相应抗体（或抗原）结合，在电解质存在的条件下，发生特异性的凝集，称为间接凝集反应。根据致敏载体方式的不同，间接凝集反应可分为正向间接凝集试验、反向间接凝集试验、间接凝集抑制试验和协同凝集试验等。正向间接凝集试验是用可溶性抗原致敏载体以检测样本中的相应抗体。反向间接凝集试验是用特异性抗体致敏载体以检测样本中的相应抗原。间接凝集抑制试验是将可溶性抗原与抗体混合后，再与相应抗原致敏的载体颗粒（颗粒性抗原）反应，如果可溶性抗原与颗粒性抗原一致，则因可溶性抗原消耗了抗体，再加入相应颗粒性抗原不出现凝集，为阳性反应。协同凝集试验是利用金黄色葡萄球菌表面A蛋白可以与人及多种哺乳动物IgG的Fc段结合的特性，把金黄色葡萄球菌作为IgG抗体的载体，再与相应的可溶性抗原反应而出现凝集现象。

下面以正向间接凝集试验检测抗“O”血清抗体实验为例进行介绍。

1. 材料：抗原（伤寒沙门菌“O”多糖抗原）、待测血清（伤寒沙门菌“O901”免疫兔血清）、2%绵羊红细胞悬液（SRBC）、PBS、生理盐水、小试管、吸管、琼脂、三角烧瓶、水浴箱、试管架等。

2. 步骤

（1）伤寒沙门菌“O”多糖抗原制备：将伤寒沙门菌“O901”接种于琼脂斜面，37℃孵育箱中培养18～24 h后，用无菌生理盐水洗下菌苔，配成1 000/ml的细菌悬液，置100℃水浴2 h，3 500 r/min离心30 min，吸取上清液，分装在无菌三角烧瓶中，置4℃冰箱备用。

（2）颗粒性抗原制备：取伤寒沙门菌“O”多糖抗原与2%SRBC等体积混合，放37℃水浴2 h。每隔15 min振荡一次，取出后2 000 r/min离心10 min，共洗3次，用PBS缓冲液调成1%致敏SRBC悬液。

（3）将待检血清用PBS缓冲液或生理盐水作倍比稀释，然后加入1%致敏SRBC

（表 2–2），混匀后置 37℃水浴 2 h，观察结果。

表 2–2　正向间接凝集试验操作程序

试管号	1	2	3	4	5	6	7		8
生理盐水（ml）	0.9	0.5	0.5	0.5	0.5	0.5	0.5		0.5
待检血清（ml）	0.1	0.5	0.5	0.5	0.5	0.5	0.5	弃 0.5	
1% 致敏 SRBC（ml）	0.5	0.5	0.5	0.5	0.5	0.5	0.5		0.5
血清稀释度	1 : 20	1 : 40	1 : 80	1 : 160	1 : 320	1 : 640	1 : 1 280		–

（4）结果判定：若红细胞沉积于试管底部，集中呈一圆点，为不凝集，是阴性“–”；如红细胞发生凝集，则平铺于试管底部，呈一薄层，以出现明显凝集（“++”）试管的待检血清的最高稀释度作为抗体的效价。

凝集程度判定：极少数红细胞凝集，仅在显微镜下可见凝集（±）；少数红细胞凝集，肉眼可见小凝块（+）；半数红细胞凝集，上清略澄清（++）；绝大部分红细胞凝集，上清较澄清（+++）；红细胞全部凝集，上清澄清，晃动时凝集物成片状分散（++++）。

*注：振荡混合时间不得少于 1 min，以免因红细胞混合不均匀而导致凝集现象不清晰，难以判定终点。其他同直接凝集反应。

第二节　沉淀反应

在适当的电解质存在下，可溶性抗原与相应抗体发生特异性结合，在抗原抗体比例合适时，出现肉眼可见沉淀的现象。依据沉淀反应中使用介质的不同，可将其分为液体内沉淀反应和凝胶内沉淀反应两种类型。液体内沉淀反应又可分为环状沉淀、絮状沉淀和免疫浊度测定。凝胶内沉淀反应可分为单向免疫扩散试验和双向免疫扩散试验等。沉淀反应因敏感性较差，主要用于抗体效价的初步判定和血清免疫球蛋白的测定等方面。

一、单向免疫扩散试验

单向免疫扩散试验是一种定量试验，一般是用已知抗体来测定待检样本中相应抗原的含量。试验在琼脂板上进行：先将适量抗体与琼脂混匀，制成含抗体的琼脂凝胶板；然后在琼脂板上打孔；在各孔中分别加入等体积系列稀释的标准抗原及待测抗原，抗原在琼脂凝胶中可从加样孔向四周自由扩散，当抗原扩散到与抗体比例合适处，在孔周围可形成清晰可见的沉淀环，其直径与抗原量成正相关。根据标准品浓度及其沉淀环直径制备标准曲线，进而定量测定样品中相应抗原的浓度。单向免疫扩散试验主要用于血清中 IgG、IgM、IgA 和补体等蛋白质的定量测定。以人血清中 IgG 含量检测为例介绍如下。

1. 材料：待测血清、人 IgG 标准品、羊抗人 IgG 抗体（单向免疫扩散效价为 1 : 60）、1.5% 琼脂凝胶、载玻片 7.5 cm × 2.5 cm、打孔器、刻度吸管、微量加样器和湿盒等。

2. 步骤

（1）制备含抗体的琼脂凝胶：用生理盐水配制 1.5% 琼脂凝胶，置水浴中煮沸溶化后，移至 56℃水浴箱中保温。吸取 56℃溶化的琼脂 59 ml 置小烧杯内，加入 1 ml 羊抗人 IgG 抗体，混匀（1∶60）。

（2）铺琼脂凝胶板：用刻度吸管吸取溶化的琼脂 5 ml，趁热均匀浇注于载玻片上，厚度约为 1.5 mm。

（3）打孔：待琼脂凝胶凝固后，用打孔器在琼脂凝胶板上打孔，孔径 3～4 mm，孔距 10 mm。

（4）加样：将 IgG 标准品用 0.5 ml 蒸馏水溶解，再用生理盐水按表 2-3 稀释成不同浓度，用微量加样器分别加入各孔中，每孔 10 μl。另将待测血清用生理盐水 1∶40 稀释，每孔各加 10 μl。

（5）扩散：样品加好后，将琼脂凝胶板平放于湿盒内，置 37℃孵育箱中，24～48 h 后观察结果。

表 2-3 IgG 标准品稀释方法及对应含量

IgG 标准品稀释度	1∶10	1∶16	1∶20	1∶32	1∶40
IgG 浓度（μg/ml）	1 010	631	505	315	252

（6）结果判定：精确测量各孔沉淀环的直径。以各稀释度 IgG 标准品的沉淀环直径为横坐标，相应孔中的 IgG 浓度为纵坐标，在半对数表上绘制出标准曲线。稀释后的待测血清 IgG 浓度可根据沉淀环的直径从标准曲线上检出，再乘以稀释倍数即为待测血清样本中 IgG 的浓度。

［关键点］

（1）可根据实验需要确定琼脂和抗体的量。

（2）铺板时要一次铺满，保证均匀、厚薄一致且无气泡。

（3）打孔时需等琼脂完全凝固，在打孔过程中小心不要使琼脂板与载玻片之间出现空隙。

二、双向免疫扩散试验

双向免疫扩散试验是将抗原和抗体分别加入琼脂凝胶板上一定孔径和距离的小孔中，使两者在琼脂凝胶中相互自由扩散，在二者比例适当处形成肉眼可见的沉淀线。根据沉淀线的位置、数量、形状以对比各沉淀线间的关系（图 2-1），可对抗原或抗体进行定性分析，常用于抗原和抗体的纯度鉴定，也可对抗体效价进行初步判定。

1. 材料：抗原分别为牛血清和牛血清白蛋白（BSA），抗体为兔抗 BSA 抗血清，1.5% 琼脂凝胶，载玻片 7.5 cm × 2.5 cm，打孔器，吸管，微量加样器和湿盒等。

2. 步骤

（1）制备琼脂凝胶板：用生理盐水配制 1.5% 琼脂凝胶，置水浴中煮沸溶化后，用刻度吸管吸取溶化的琼脂 5 ml 趁热均匀浇注于载玻片上，厚度约为 1.5 mm。

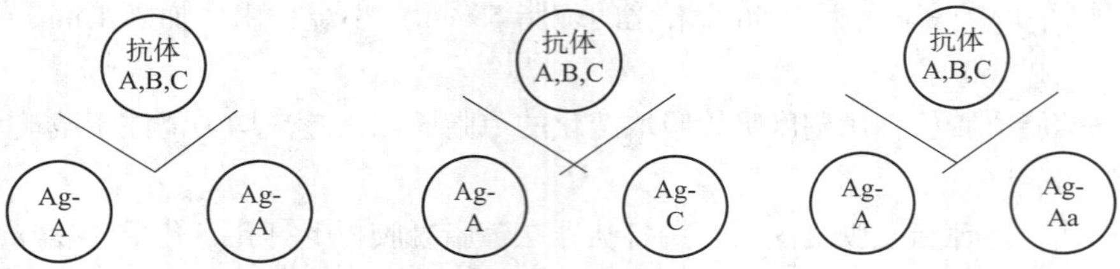

图 2–1　双向免疫扩散沉淀线间的关系示意图

沉淀线融合说明两个受检抗原完全相同，沉淀线相交说明两个受检抗原不同，沉淀线相切说明两个受检抗原拥有共同的抗原决定簇

（2）打孔：待琼脂凝胶凝固后，根据实验目的，按图 2–2 孔型图样，用打孔器在琼脂凝胶板上打孔，孔径 3～4 mm，孔间距 3～5 mm。

（3）加样：用微量加样器吸取样品各 10 μl，分别加入对应小孔中。

（4）扩散：样品加好后，将琼脂凝胶板平放于湿盒内，置 37℃孵箱中，24～48 h 后观察结果。

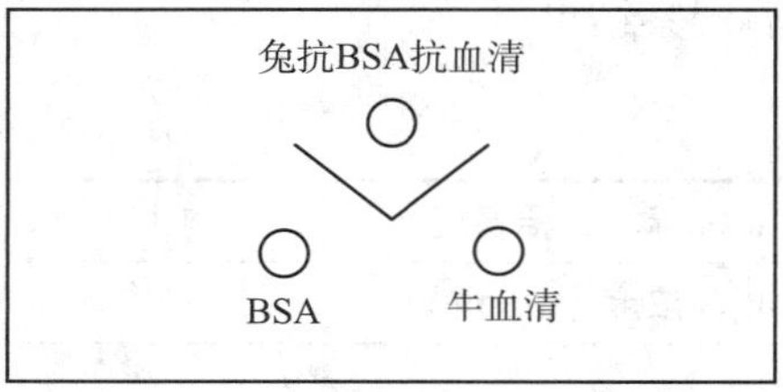

图 2–2　双向免疫扩散加样图

（5）结果判定：待测样本孔和抗体孔之间出现白色沉淀线为阳性。

第三节　补 体 测 定

一、血清补体总活性测定

补体能使抗体致敏的绵羊红细胞发生溶血反应，根据溶血程度可测定补体总活性。以溶血百分率为纵坐标，相应的血清量为横坐标作图，可知在 50% 溶血附近补体的量与溶血程度呈直线关系。因此，以 50% 溶血作为终点较以 100% 溶血作为终点更为敏感，故称为 50% 溶血试验，即 CH_{50}。临床多用于诊断和分析补体系统缺陷病、某些自身免疫病、超敏反应性疾病和传染性疾病等。

1. 材料：2% 绵羊红细胞悬液（SRBC）、待测血清、溶血素（抗绵羊红细胞抗体）、pH7.4 巴比妥缓冲液、生理盐水、小试管、吸管、离心机和水浴箱等。

2. 步骤

（1）制备 2%SRBC：将新鲜 SRBC 用生理盐水洗 3 次，每次 2 000 r/min 离心 10 min，最后用巴比妥缓冲液配成 2%SRBC。

（2）制备 50% 溶血标准管：取 2%SRBC 2 ml，加蒸馏水 8 ml，混匀使之溶血后，取此溶液 2 ml 加上巴比妥缓冲液 2 ml，混匀后即为 50% 溶血管。

（3）样本检测：取待测血清 0.15 ml，加 pH7.4 巴比妥缓冲液 2.85 ml，使血清成 1∶20 稀释，然后按表 2–4 所示操作。将各管混匀，37℃水浴 30 min，2 500 r/min 离心 5 min，取出各管观察结果。

结果判定：将测定管与标准管比较，与标准管发生溶血程度最接近的管为终点反应管（可通过测定 540 nm 波长的光吸收值确定），其对应的补体活性就是待测样品的补体活性。如待测样品的第 7 管与 50% 溶血标准管溶血程度最接近，则该样品的补体活性为 50 U/ml。

正常参考范围是 50 ~ 100 U/ml。

表 2-4　CH_{50} 测定操作程序

试管号	1：20 稀释血清（ml）	巴比妥缓冲液（ml）	2 U 溶血素（ml）	2%SRBC（ml）	CH_{50} 相应总补体值（U/ml）
1	0.10	1.40	0.5	0.5	200
2	0.15	1.35	0.5	0.5	133.3
3	0.20	1.30	0.5	0.5	100
4	0.25	1.25	0.5	0.5	80
5	0.30	1.20	0.5	0.5	66.7
6	0.35	1.15	0.5	0.5	57.1
7	0.40	1.10	0.5	0.5	50.0
8	0.45	1.05	0.5	0.5	44.4
9	0.50	1.00	0.5	0.5	40
10	–	1.50	0.5	0.5	–

［关键点］

（1）待检血清必须新鲜，室温放置 2 h 以上，补体活性会自然下降。

（2）pH、Ca^{2+}、Mg^{2+} 量及反应总容积的增加，均可使补体活性下降。

二、C4 溶血活性测定

将豚鼠血清用水合肼或氨水处理去除其中的 C4，这种 C4 缺乏血清（简称 R4）不能使抗体致敏的 SRBC 溶解，当加入含有 C4 的待检血清后，发生补体级联反应，即可导致致敏 SRBC 溶解。溶血程度与待检血清中的 C4 活性正相关。

1. 材料：豚鼠血清、0.15 mol/L 氨水（或 0.075 mol/L 水合肼）、1 mol/L HCl、5%SRBC、溶血素、pH7.4 PBS、待检血清和水浴箱等。

2. 步骤

（1）制备无补体 C4– 抗原抗体复合物（EAR4）：新鲜豚鼠血清按 1 ml 血清加 0.25 ml 0.15 mol/L 氨水（或 0.075 mol/L 水合肼）的比例混合，然后置于 37℃水浴 30 ~ 90 min 以灭活其中的 C4，即为 R4，用 1 mol/L HCl 调 pH 至 7.2 备用。取 5%SRBC 悬液与等体积 4 U 溶血素混合即为 EA。取 EA 与 R4 各 0.25 ml 混合，即为 EAR4，室温放置 15 min 后使用。

（2）按表 2–5 在试管中加入反应物。

表 2–5 C4 溶血活性测定操作程序

管号	1：150 稀释血清（μl）	pH7.4 PBS（μl）	EAR4（μl）		pH7.4 PBS（ml）		C4 活性（U/ml）
1	5	95	100		2.5		30 000
2	10	90	100		2.5		15 000
3	20	80	100		2.5		7 500
4	30	70	100		2.5		4 950
5	40	60	100	37℃水浴 30 min	2.5	2 000 r/min 离心 5 min，取上清测吸光度值（540 nm）	3 750
6	50	50	100		2.5		3 000
7	60	40	100		2.5		2 490
8	70	30	100		2.5		2 145
9	80	20	100		2.5		1 875

（3）结果判定：按 CH_{50} 方法进行。

参考正常范围为（8 270 ± 2 087）U/ml。

* 注：待检血清必须新鲜，室温放置 2 h 以上，补体 C4 活性即会下降。

第四节 循环免疫复合物测定

免疫复合物也称抗原抗体复合物（IC），由抗原与其特异性的抗体结合形成。抗原抗体形成中等大小的免疫复合物后，可以存在于血液循环内，称为循环免疫复合物（CIC）。CIC 不易被机体清除，在局部组织沉积，引起免疫复合物病。CIC 的检测可分为抗原特异性检测和抗原非特异性检测。抗原特异性检测可以选择性测定含有某种特定抗原的 IC，在已知由某种抗原引起的免疫病理性疾病检测中可应用此类方法。抗原非特异性检测方法只检测 IC 的总量，而不考虑免疫复合物中抗原的性质，根据免疫球蛋白分子（抗体）在结合抗原以后发生的物理学或生物学特性改变进行检测。由于体内形成的 CIC 可能涉及多种抗原抗体系统，所以临床多用非特异性检测法。依据检测原理不同，可将其分为物理化学方法、分子受体法和细胞受体法等，下面介绍物理化学方法中的聚乙二醇沉淀法。

聚乙二醇（PEG）是一种无电荷的直链大分子多糖，可引起蛋白质发生非特异性沉淀。在 2% ~ 5% 浓度时，PEG 可选择性地沉淀抗原抗体复合物，抗原抗体呈絮状沉淀。利用酶标仪测定其吸光度值，可以显示免疫复合物的相对含量。

1. 材料：待测血清，3.63% PEG 溶液，0.1 mol/L pH8.4 硼酸缓冲液（BBS），酶标仪，试管，吸管和冰箱等。

2. 步骤

（1）加样：按表 2–6 加入各种溶液（待测血清最终稀释度为 1：30，PEG 最终浓度为 3.5%）。将待测管与对照管分别摇匀后，于 4℃冰箱放置 1 ~ 3 h 后取出，室温静置 10 min，使用酶标仪在 450 nm 波长下测定吸光度值。

（2）结果判定：待测血清吸光度值 = 检测管吸光度值 – 对照管吸光度值。一般认为正常人血清中免疫复合物的吸光度值在 0.12 以下，吸光度值大于 0.2 有临床意义。

表 2–6 PEG 沉淀试验检测 CIC 操作程序

	检测管	对照管
BBS（ml）	–	2.9
PEG（ml）	2.9	–
待测血清（ml）	0.1	0.1

［关键点］

（1）待检血清必须新鲜，无溶血。4℃冰箱中保存不得超过 3 天，否则血清中可能形成聚合 IgG，导致假阳性反应。

（2）因本法受实验条件影响较大（如试管、设备、室温等），所以每个实验室应在恒定条件下确定相应的正常值。

（付海英）

第三章　酶免疫测定技术

酶免疫技术一般可分为酶免疫组化技术和酶免疫测定技术两大类，前者主要用于组织切片或其他标本中抗原的定位，后者主要用于液体标本中抗原或抗体的定性和定量。酶免疫测定（enzyme immunoassay，EIA）是将酶催化作用的高效性与抗原抗体反应的特异性相结合的一种微量分析技术。酶标记抗原或抗体形成的酶标物，既保留了抗原或抗体的免疫活性，又保留了酶的催化活性。酶标物与待测样品中相应的抗体或抗原作用时，形成酶标记抗原抗体复合物，标记的酶催化底物显色，其颜色深浅与待测样品中抗体或抗原的量相关。常用的酶类有辣根过氧化物酶（HRP）和碱性磷酸酶（AP）。EIA既能用于激素、药物等半抗原的检测，也能用于大分子蛋白质、病毒及细胞性抗原成分的测定。

酶免疫测定技术根据抗原抗体反应后是否需要分离游离型与结合型酶标物而分为均相法（homogenous）和异相法（heterogenous）两种类型。以酶标抗体来检测抗原为例，简单的形式是在抗体过量的情况下进行，其反应式如下：

$$Ag + Ab^* \longrightarrow Ab^*Ag \cdots\cdots Ab^*（过量）$$

（Ab* 为游离型酶标物，Ab*Ag 代表结合型酶标物）

如果在抗原抗体反应后，Ab*Ag复合物中的酶标物 * 失去活性，则不需要进行 Ab*Ag与 Ab* 的分离，直接测定游离的 Ab* 含量，即可推算出标本中 Ag 的含量，这种方法称为均相法；如在抗原反应后，需先把 Ab*Ag 与 Ab* 分离，然后测定 Ab*Ag 或 Ab* 中的酶标物的含量，再推算出标本中 Ag 的含量，这种方法称为异相法。

均相法在测定过程中不需分离游离型与结合型酶标记物，主要有酶放大免疫测定技术（enzyme multiplied immunoassay technique，EMIT），EMIT通过抗原抗体结合反应使标记抗体的示踪物活性发生改变，待抗原抗体结合与酶－底物反应平衡后，即可直接测定反应结果，整个过程在均一的液相中进行；异相法需分离游离型与结合型酶标物，且常应用固相载体以利于抗原抗体复合物与游离物的分离，主要有酶联免疫吸附试验（enzyme linked immunosorbent assay，ELISA），ELISA通过利用酶催化底物反应的生物放大作用，提高了抗原抗体反应检测的敏感性，且有灵敏度高、特异性强、稳定性好、快速简便、无污染等优点，因此在实验室中应用最为广泛，本章仅介绍酶联免疫吸附试验（图3-1）。

一、实验原理

酶联免疫吸附试验（ELISA）是应用酶标记的抗体（或抗原）检测包被在固相载体表面未知抗原（或抗体）的方法。先把抗原（或抗体）结合到固相载体表面，并保持其免疫活性；酶标记的抗体既保留其免疫学活性，又保留酶的活性。测定时将待测标本中的抗原

- 酶免疫技术
  - 酶免疫组化技术
  - 酶免疫测定技术
    - 均相法
      - 酶放大免疫测定技术（EMIT）
      - 克隆酶供体免疫测定
    - 异相法
      - 液相酶免疫测定
      - 固相酶免疫测定——ELISA

图 3-1　酶免疫技术的分类

（或抗体）包被于固相载体表面，再加入酶标记的抗体（或抗原）与之结合形成酶标抗原抗体复合物；用洗涤的方法使固相载体上形成的抗原抗体复合物与液体中游离的酶标抗体分开，此时固相载体上的酶活性与标本中受检物质的量呈正相关；加入底物后，底物被酶催化呈现显色反应，显色的强弱可反映酶标抗原抗体复合物的量，借此计算出待检测的抗原或抗体量。常用 ELISA 检测方法包括直接法、间接法、夹心法、竞争法等（图 3-2）。

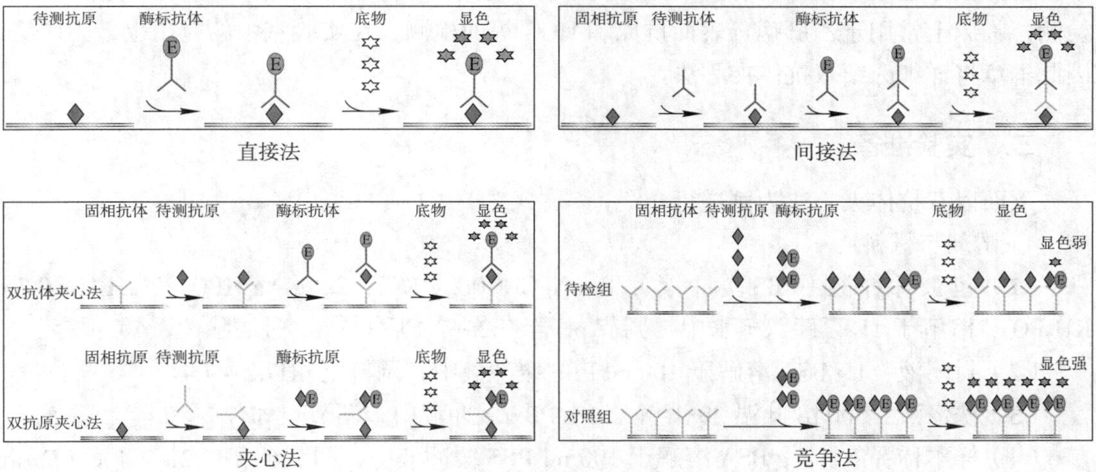

图 3-2　常用 ELISA 检测方法示意图

1. 直接法（direct ELISA）：是将待测抗原包被在固相载体上，直接加入高度特异性的酶标记的一抗，通过显色反应测定待测抗原的含量。直接法的优点是操作简单，无须使用二抗则能避免交叉反应；缺点是一抗必须用酶标记，但不是每种抗体都适合做标记，且费用相对较高。

2. 间接法（indirect ELISA）：是先将待测抗原包被在固相载体上，加入待测抗体（一抗）与抗原反应，再加入酶标记的二抗，通过显色反应测定待测抗原的含量。间接法的优点是二抗使得测试信号得到放大，且有多种选择能做不同的测定分析；缺点是反应时间较长，交叉反应的发生概率较高。

3. 夹心法（sandwich ELISA）：包括双抗体夹心法和双抗原夹心法，是将已知抗体（抗原）包被在固相载体上，加入待检样品后，再加入酶标记的检测抗体（抗原），通过显色反应测定待测抗原（抗体）的含量。夹心法适用于测定二价或二价以上的大分子抗原，但不适用于测定半抗原及小分子单价抗原，因其不能形成两位点夹心。夹心法的优点是进一步提高了检测的灵敏度和特异性，抗原无须事先纯化；缺点是抗原需要拥有两个以上的抗体结合部位。

4. 竞争法（competitive ELISA）：是将已知抗体包被在固相载体上，然后待测组同时加入待测抗原和已知酶标抗原，而对照组只加入酶标抗原，让待测抗原与酶标抗原竞争结合固相抗体，待测抗原越多则可结合越多的固相抗体，酶标抗原则只能结合较少的固相抗体，显色信号弱；反之，当待测抗原较少时，酶标抗原则能结合较多的固相抗体，显色信号强，因此，待测抗原的含量与显色反应的强弱呈反比例关系。竞争法一般用于检测无法同时与两种抗体结合的小分子抗原。竞争法的优点是适用于比较不纯的样本，缺点是敏感性和特异性较差。

ELISA 法广泛应用于体液中可溶性抗原或抗体的测定：间接法常用于 HCV、HIV 和梅毒螺旋体等抗体的测定；竞争法则适用于只有一个抗原决定簇的小分子半抗原或小分子抗原及抗体（药物、激素等）；经典的双抗体夹心法属于非竞争结合测定，是检测抗原最常用的方法，适用于检测含有至少两个抗原决定簇的多价抗原，不能用于小分子半抗原的检测，临床上常用于乙肝病毒表面抗原和 HCG 等的检测，在实验室中的应用也最为广泛，因此本章将详细介绍双抗体夹心法。

二、实验准备

下面以双抗体夹心法为例进行介绍。

1. 试剂与材料

（1）包被稀释液（PBS 缓冲液）：8 g NaCl，0.2 g KCl，2.9 g $Na_2HPO_4 \cdot 12H_2O$，0.2 g KH_2PO_4，溶解于 1L 灭菌双蒸水中，调节 pH 至 7.2 ~ 7.4 后 0.2 μm 过滤除菌，4℃保存。

（2）封闭液：1 g BSA 溶解于 100 ml PBS 缓冲液中，调节至 pH7.2 ~ 7.4。

（3）洗涤液：500 μl 吐温 20 溶解于 1 L PBS 缓冲液中，调节至 pH7.2 ~ 7.4。

（4）样本稀释液：1 g BSA 溶解于 100 ml PBS 缓冲液中，调节至 pH7.2 ~ 7.4 后 0.2 μm 过滤。

（5）底物缓冲液：显色剂 A（H_2O_2）和显色剂 B（四甲基联苯胺）1∶1 混合，临用时新鲜配制。

（6）终止液（2 mol/L H_2SO_4 溶液）：将 100 ml 浓硫酸缓慢加入 600 ml 双蒸水中，并不断搅拌，加双蒸水定容至 900 ml，室温保存。

（7）酶标反应板、微量加样器等。

（8）酶标仪。

（9）包被抗体（羊抗人 TNF-α）：将羊抗人 TNF-α 溶解在 1 ml 的 PBS 缓冲液中至终浓度 720 μg/ml，再进行分装，-70℃可保存 6 个月。检测时用 PBS 缓冲液按 1∶180 比例将其稀释至工作浓度 4 μg/ml 进行包被。

（10）待测抗原样品。

（11）标准品（重组人 TNF-α）：将重组人 TNF-α 溶解在 0.5 ml 样本稀释液中至终浓度为 370 ng/ml，再进行分装，-70℃可保存 6 个月。标准品在稀释前须轻轻振荡至少

15 min，用样本稀释液将标准品倍比稀释成 7 个标准浓度，最高浓度为 1 000 pg/ml。

（12）检测抗体（生物素标记的羊抗人 TNF-α）：将生物素标记的羊抗人 TNF-α 溶解在 1 ml 的样本稀释液中至终浓度 90 μg/ml，再进行分装，–70℃可保存 6 个月。检测时用样本稀释液按 1∶180 比例将其稀释到工作浓度 500 ng/ml。

（13）亲和素标记的 HRP：按 1∶200 比例稀释到工作浓度。2 ~ 8℃保存，切勿冷冻。

2. 标本的采集及保存

（1）血清：全血标本室温放置 2 h 或 4℃过夜后 1 000 g 离心 20 min，取上清即可立即检测；或进行分装，并将标本放于 –20℃或 –80℃保存。

（2）血浆：可用 EDTA、枸橼酸钠或肝素作为抗凝剂，标本采集后 30 min 内于 2 ~ 8℃ 1 000 g 离心 15 min，取上清即可立即检测；或进行分装，并将标本放于 –20℃或 –80℃保存。

（3）细胞培养物上清或其他生物标本：3 000 g 离心 20 min，取上清即可立即检测；或进行分装，并将标本放于 –20℃或 –80℃保存。

以上标本应避免反复冻融，解冻后的样品应再次离心后检测。

三、基本流程

1. 抗原包被：将用包被稀释液稀释好的抗体加入 96 孔酶标板中，每孔 100 μl，4℃孵育过夜；过夜后，将每孔液体抽吸出来，再加入洗涤液 300 μl 清洗 3 次，每次 3 min，最后一遍清洗之后，通过抽吸清除完孔内洗液后，将板朝下倒扣在清洁纸巾上反复拍几次甩干液体，确保孔内液体完全清除。

2. 封闭：每孔加入 300 μl 封闭液，室温孵育至少 1 h；封闭结束后，用洗涤液清洗 3 次。

3. 加入标准品和待测样本：分别设空白孔、标准孔、待测样品孔。分别加入标准品或待测样品 100 μl，空白孔加样本稀释液 100 μl，注意不要有气泡，将样品加于酶标板孔底部，尽量不触及孔壁，轻轻摇晃混匀，酶标板加上覆膜，室温孵育 2 h。弃去孔中液体，用洗涤液清洗 3 次。

标准品的配制（图 3–3）：将 5 μl 标准品重组人 TNF-α 加入 1 845 μl 样本稀释液中至

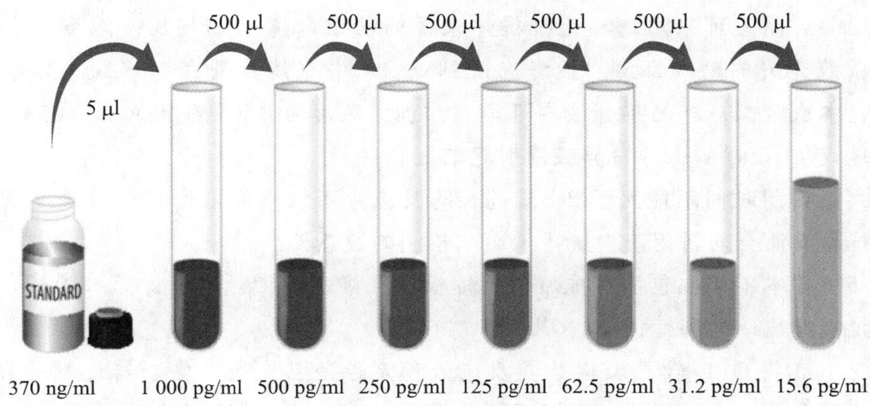

图 3–3　标准品的配制

终浓度 1 000 pg/ml，再按倍比稀释制成 7 个浓度（即 1 000 pg/ml、500 pg/ml、250 pg/ml、125 pg/ml、62.5 pg/ml、31.2 pg/ml、15.6 pg/ml），每个浓度作双复孔。

4. 加入检测抗体：将按 1∶180 比例稀释好的生物素标记的羊抗人 TNF-α 加入 96 孔酶标板中，每孔 100 μl，室温孵育 2 h。弃去孔中液体，用洗涤液清洗 3 次。

5. 加入亲和素 -HRP：将按 1∶200 比例稀释好的亲和素 -HRP 加入 96 孔酶标板中，每孔 100 μl，室温孵育 20 min，避光放置。弃去孔中液体，用洗涤液清洗 3 次。

6. 显色：每孔加入底物溶液 100 μl（TMBA/B 液按 1∶1 比例新鲜配制），室温孵育 20 min，避光放置。TMB 经 HRP 催化作用后变为蓝色，加入硫酸终止反应后变为黄色，最大吸收峰为 450 nm。

7. 终止反应：每孔加入终止液 50 μl，轻轻拍打以确保彻底混合。

8. 结果判断：用酶标仪测定每孔在 450 nm 处的光吸收值（$A_{450\ nm}$）。以标准品浓度为横坐标，测得的标准品孔 $A_{450\ nm}$ 值为纵坐标，绘制标准曲线（图 3-4）。通过标准曲线可计算得到待测样本中 TNF-α 的含量，再乘以稀释倍数，即得待测样本中 TNF-α 的实际含量。

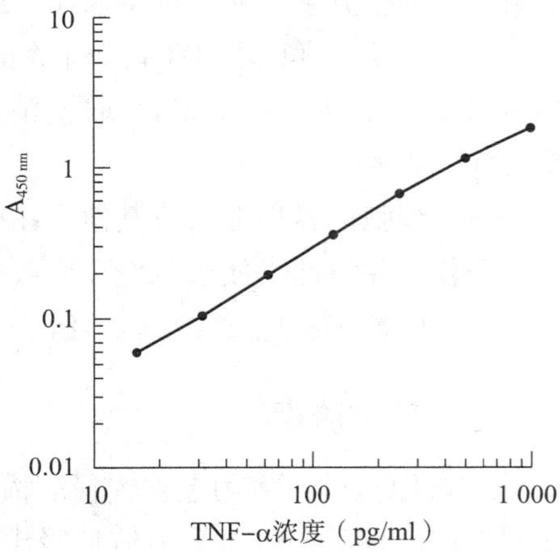

图 3-4　ELISA 标准曲线示意图

［关键点］

（1）溶血标本可增加非特异性显色（血红蛋白作用于 HRP 的辅基）；细菌污染标本因菌体内源性酶而出现假阴性或假阳性；标本反复冻融可使抗体效价下降而出现假阴性；陈旧标本可使 IgG 聚集，引起间接法本底增加；标本用 NaN_3 防腐，可出现假阴性。

（2）每次实验均应做阴性对照、阳性对照及空白对照（以样本稀释液代替标本），空白对照为本底值，在分析时应扣除本底值。

（3）封闭液可采用酶标记抗抗体来源的动物血清（5%～10% 浓度）或与免疫反应系统无关的动物血清，最好应用 1%～2% 牛血清白蛋白（BSA）。如果检测结果显色本底较高，样品稀释液内可适当添加终浓度为 0.1% 的 BSA 和 0.05% 吐温 20（4℃过夜），用以降低非特异吸附引起的显色。

（4）封闭时间不能大于 2 h，过长的反应，不但不能增加封闭效果，结合在板上的抗原反而会向封闭液内脱落，影响检测的敏感性。

（5）样本不宜在包被有抗原的酶标板中直接进行稀释，应将标本稀释完成后再移到包被有抗原的酶标板中。

（6）底物 OPD 较灵敏但是其反应液稳定性差易变色，需新鲜配制并在 1 h 内使用，显色反应必须避光，而且具有致癌性。底物 TMB 稳定性好，但其水溶性差，在水溶液中相对不稳定，使用时如发现底物A和B出现颜色或两者混合后显色，说明底物已变质或受污染，必须废弃。

（7）ELISA体系使用的标记酶是碱性磷酸酶（AP）时，注意温育和洗涤缓冲液不能使用PBS溶液，因为PBS含有相对高浓度的磷离子，对碱性磷酸酶有很强的抑制作用，尽管显色最后反应的底物在另一种缓冲液中，但前面PBS洗板所残留的PBS足以抑制约一半的酶活性；对HRP，显色完全需30 min，15 min只达80%，易造成弱阳性或假阴性。

（8）对于抗体等大分子蛋白质的包被，在高pH的条件下，也可能引起蛋白质变性、活性降低，导致检测敏感度下降、背景过高等。因此，包被液除采用pH9.6碳酸盐缓冲液外，也可采用pH8.0硼酸盐缓冲液或pH7.5磷酸盐缓冲液，选择哪种包被液，以蛋白质包被后活性最佳为原则。因此，双位点测定法必须通过筛选，选取合适的包被液。

（9）在较高温度环境下孵育可以缩短反应时间，但同时也增加非特异吸附，一般以40℃时50～60 min或42℃时30～40 min的反应结果较佳。

（王　超）

第四章　放射免疫技术

免疫标记技术包括放射性标记及非放射性标记技术。非放射性标记技术主要有免疫酶技术、免疫荧光技术及胶体金标记技术等。放射性标记技术是利用放射性同位素示踪物标记抗原、抗体或配体等，用来检测相应的抗原、抗体等微量物质的一种分析技术。本章主要介绍放射性标记技术，包括放射免疫分析、放射免疫测定及放射配体分析等。该技术因具有灵敏度高、特异性强等优点而广泛用于微量物质如激素等的定量检测、细胞表面受体数量分析等方面，其灵敏度通常可达 pg/ml 水平。

第一节　放射性同位素标记抗原

放射免疫测定的首要条件是要有合适的同位素标记抗原，常用的同位素示踪物有 ^{125}I 和 ^{3}H，前者因半衰期较短（约 59 天），而在免疫测定中广泛使用；^{3}H 因半衰期较长（约 13 年），只有在特殊的检测试剂中使用。本节主要介绍蛋白质与多肽激素的常用 ^{125}I 标记法。

制备高纯度与高活性的标记物，需要有高纯度、良好免疫活性的抗原，标记后抗原的纯化应尽量采用温和的方法，否则标记过程中已受潜在性损伤的蛋白质，再经纯化会显著降低抗原活性，影响以后的放射分析。放射免疫分析抗原标记的碘化反应基本过程是通过氧化剂的作用，使碘化物（$^{125}I^-$）氧化成碘分子（$^{125}I_2$），再与多肽、蛋白质分子中的酪氨酸残基发生碘化反应。所以不管采用哪种放射性碘标记法，标记的化合物内部必须有碘原子可结合的化学基团，即结构上应含有酪胺残基或组胺残基。凡多肽及蛋白质抗原，在结构上含有上述基团的可直接用放射性碘进行标记，不含上述基团的多肽与蛋白质，必须连接上述基团后才能进行碘标记。因此影响多肽及蛋白质碘化效率的因素，主要决定于多肽及蛋白质分子中的酪氨酸残基数量及它们在分子结构中暴露的程度；此外，碘化物的用量、反应条件（pH、温度、反应时间等）及所用氧化剂的性质等对标记也有影响。

一、氯胺 T 标记法

氯胺 T 标记法的基本原理是用氧化剂氯胺 T 氧化放射性碘，使其取代蛋白质酪氨酸苯环上的氢，标记后再用还原剂偏重亚硫酸钠终止反应，该方法适用于携带酪氨酸残基的蛋白质。

1. 材料

（1）$Na^{125}I$：37 KBq（1 mCi）。

（2）0.5 mol/L pH 7.5 磷酸缓冲液（PB）。

（3）$ACTH_{1-39}$ 5 μg。

（4）氯胺 –T 4 mg。

（5）偏重亚硫酸钠 19.2 mg。

2. 基本流程

$ACTH_{1-39}$ 5 μg，以 0.05 mol/L pH 7.5 PB 20 μl 溶解
0.05 mol/L pH 7.5 PB 稀释的 $Na^{125}I$ 37 KBq 20 μl

↓

0.05 mol/L pH 7.5 PB 溶解的氯胺 –T（4 mg/ml）20 μl，立即混匀 30 s

↓

0.05 mol/L pH 7.5 PB 溶解的偏重亚硫酸钠（19.2 mg）20 μl 终止反应

↓

加入 200 μl 0.05 mol/L pH 7.5 PB

↓

将上述液体移入 Sephadex G25 层析柱，层析除去游离 $Na^{125}I$

二、Iodogen 标记法

该方法是利用 Iodogen（1,3,4,6-teteachloro-3a,6a-diphenylglycouril）不溶于水的特性，在固相支持物表面介导蛋白质碘化过程，所以终止反应极其简单，只需将蛋白质移出反应管，产物也不需要还原过程，减少了蛋白质暴露于氧化系统，有利于蛋白质活性的保持。

1. 材料

（1）$Na^{125}I$：18.5 KBq（0.5 mCi）。

（2）Iodogen 标记试管的制备：称取 Iodogen 10 μg 溶解于 10 μl 二氯甲烷中，加至 1.5 ml 硬质塑料试管底部，以 N_2 温和地吹干，可见试管底部有点状结晶物。

（3）PB（0.25 mol/L pH 7.4）。

（4）羊抗兔 IgG 抗体。

2. 基本流程

取底部有明显而均匀结晶物的 Iodogen 标记试管

↓

依次加入 0.25 mol/L pH 7.4 PB 20 μl，$Na^{125}I$ 18.5 KBq/10 μl 双蒸水 10 μl，羊抗兔 IgG 抗体 20 μg/（20 μl）于干燥物上，混匀

↓

放置冰上反应 10 min，每间隔 2 ~ 3 min 混合一次

↓

反应结束加入 300 μl 0.25 mol/L pH7.4 PB

↓

将液体全部移至 Sephadex G25 层析柱进行分离

蛋白质 ^{125}I 标记方法除上述两种外，还有 Bolton-Hunter 法及 Lactoperoxidase 法等，因在国内较少应用，在此不作赘述。

三、^{125}I 标记抗原的分离

游离状态的 $Na^{125}I$ 与 ^{125}I 标记蛋白质的分离，通常采用除盐层析柱如 Sephadex G25 或 Sephadex G50。近年来，随着层析柱的大量商品化，一些更实用、简便的凝胶柱已经在实验室应用。通常使用的 Sephadex G25 分离柱高约 10 cm，柱床体积约 10 ml，可除去数千道尔顿以下的小分子，因此具有分离效率高、速度快等优点。

1. 材料

（1）Sephadex G25 层析柱。

（2）1% 牛血清白蛋白（BSA，0.02 mol/L pH7.4 PBS 溶解）。

（3）洗脱缓冲液（0.02 mol/L pH7.4 PBS 内含 0.02% 吐温 20）。

（4）待分离的 ^{125}I 标记羊抗兔 IgG 抗体。

2. 基本流程：以 10 ml 洗脱缓冲液冲洗 Sephadex G25 凝胶柱，再加入 1 ml 1%BSA，继续以 15 ml 洗脱缓冲液冲洗，加入待分离样品 0.2 ~ 0.3 ml，待样品全部进入柱床后，连续加入洗脱缓冲液洗脱。收集流出液，每管 1 ml，连续收集 12 管。每管吸出 10 μl 样品测每分钟放射计数率（cpm），第一放射计数峰值即为 ^{125}I 标记羊抗兔 IgG 抗体，第二峰为游离型 $Na^{125}I$。图 4-1 为 Sephadex G25 层析柱分离 ^{125}I 标记羊抗兔 IgG 抗体结果。Sephadex G25 层析柱分离快速、完全，全部操作时间不超过 20 min。

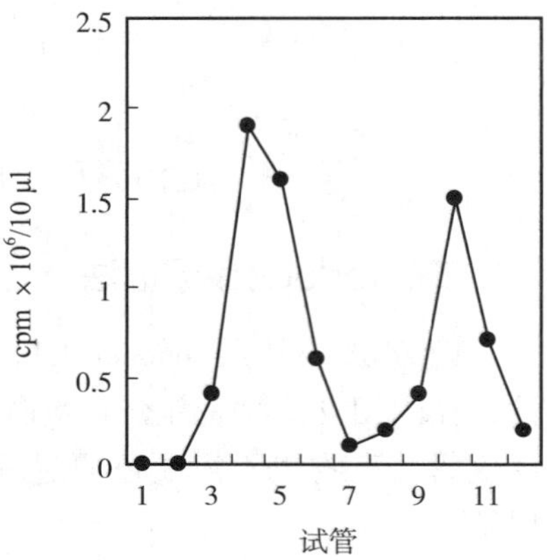

图 4-1　Sephadex G25 层析柱分离 ^{125}I 标记羊抗兔 IgG 抗体

第二节　放射免疫分析技术

放射免疫分析（radioimmunoassay，RIA）是经典的放射免疫标记技术。1959 年首先由 Yalow 和 Berson 建立了血浆胰岛素的放射免疫分析法。1960 年 Ekins 又报道了甲状腺激素的竞争性蛋白结合分析法。此类技术具有样品用量小、高敏感度（pg/ml）等优点，广泛用于激素、神经肽等测量方面。

一、实验原理

放射免疫分析属于竞争性饱和分析技术。在一定的反应体系内，某种被检测的微量抗原（Ag），以及标记有放射性同位素 ^{125}I 的该种抗原物质（Ag*）共同与有限量的抗体（Ab）竞争性结合，形成免疫复合物 Ag-Ab 和 Ag*-Ab，其反应遵循质量作用定律。当反应系统中 Ag* 和 Ab 的量固定时，若 Ag 量越多，则形成 Ag-Ab 亦多，而 Ag*-Ab 则越少，反之亦然，其反应式如下：

$$
\begin{array}{c}
Ag^* + Ag + Ab \rightleftharpoons Ag - Ab \\
\uparrow\downarrow \\
Ag^*\text{-}Ab
\end{array}
$$

若向一系列反应管中分别加入定量的 Ab 和 Ag*，同时加入不同量的未标记的标准 Ag，当反应达到平衡以后，用一定的方法分离 Ag* 与 Ag*-Ab，然后测定 Ag* 或 Ag*-Ab 的放射性强度（通常以每分钟放射计数率 cpm 值表示），就可得出一条剂量反应曲线，即标准曲线。绘制标准曲线时，一般以加入标准 Ag 的量为横坐标，以 B/B_0（B 为含标准 Ag 管的 Ag*-Ab 放射计数率，B_0 为标准 Ag 为 0 时的最大 Ag*-Ab 放射计数率）或 B/T（T 为每管加入的 Ag* 总放射计数率）为纵坐标绘制曲线。将测定的未知样品的放射性与标准曲线比对，即可读取测定样品的 Ag 含量。

二、主要技术条件

根据放射免疫分析的基本原理，要建立放射免疫分析方法，必须具备三个基本的条件，即标准抗原和标记抗原，特异性结合抗体，分离 Ag* 和结合型 Ag*-Ab 的简便方法。

1. 标准抗原和标记抗原：标准抗原和标记抗原要求纯度尽可能高，一般标记用抗原纯度应在 98% 左右。标准抗原在化学性质上可以是非均质的，但其抗原性应具有均质性，方可满足放射免疫分析的要求。

2. 特异性结合抗体：特异性结合抗体通常来源于适宜的抗原免疫动物后所获得的特异性多克隆抗体，放射免疫分析用抗体可经 50% 饱和硫酸铵沉淀后使用。其工作效价可用多种方法测定，一般是选定适宜量的标记抗原，与不同稀释度的抗血清在合适的条件下孵育，反应完成后，将游离的标记抗原和标记抗原抗体复合物分开，测定结合部分的放射性，以 B/T 为纵坐标，抗血清稀释倍数为横坐标，绘制抗血清稀释曲线，与标记抗原达最大结合 50% 点即为抗血清的应用效价。

3. 游离和结合部分的分离：当抗原抗体反应完成后，必须将游离抗原和结合的抗原抗体复合物分离，然后分别测定其放射性。因此，对于每一反应系统，都应选择适宜的分离手段。较理想的分离技术，应满足以下要求：①能使结合和游离抗原完全分离，且不干扰已形成的抗原抗体结合；②方法简便、快速，试剂和设备廉价、易获得；③分离过程不受血浆或血清的影响，测定结果易于标准化。

现将常用的几种分离方法简述如下。

（1）吸附：利用表面活性物质，吸附游离抗原部分。常用的有药用炭。采用直径 60 μm 以下的药用炭颗粒，经葡聚糖或 BSA 处理后，可吸附小分子物质，如类固醇激素、ACTH 多肽等，此类颗粒只允许小分子“进入”，而将较大的 Ag-Ab 复合物（结合部分）排除在外，经 3 000 r/min，离心 15 min，药用炭与吸附物一起沉降于试管底部，从而达到分离目的。未经处理的药用炭，孔径极不均一，也能吸附大分子物质，如 Ag-Ab 复合物，因此，药用炭必须经预处理封闭部分大孔径，仅保留吸附小分子的孔径。封闭用物质多数采用葡聚糖（dextran），如葡聚糖 T-100（MW 100 000）处理的药用炭只能再吸附相对分子质量低于 100 000 的小分子；如用白蛋白（MW 66 000）封闭药用炭，药用炭则只能吸附相对分子质量小于白蛋白的物质。实验采用哪类封闭物，须根据所需分离的物质分子大小和所具有的实验室条件而定。

（2）第二抗体法：采用第二抗体与第一抗体－抗原复合物结合成更大的抗抗体－抗体－抗原复合物，在适宜的条件下经离心沉淀，将复合物与游离抗原分开，这是放射免疫分析中最常用而有效的方法。若第一抗体来源于家兔，第二抗体可采用羊抗兔免疫球蛋白或羊抗兔 IgG 抗体。基本过程是在第一抗体与相应抗原孵育完成后，加入过量的抗第一抗体的第二抗体，继续孵育 2～6 h，最后加入免疫沉淀剂，如聚乙二醇（PEG 6000，终浓度 2%～4%），4℃ 3 000 r/min 离心 20 min，免疫复合物沉淀在试管底部，上清为游离抗原，倾去上清，测定沉淀部分放射计数率（cpm）。

（3）免疫分离剂：随着新一代免疫亲和试剂的诞生，固相免疫吸附剂正逐步取代液相反应中的吸附分离及第二抗体法。其原理是将第二抗体固化在葡聚糖凝胶或纤维素上，可与第一抗体同时加入反应体系中，经短时间孵育后，离心分离沉淀即可。此法反应时间短，适合大样本分离。

第三节　免疫放射分析

免疫放射分析（immunoradiometric assay，IRMA）的基本原理是用放射性同位素标记抗体，测定相应抗原，标记抗体与抗原结合产物的放射强度与抗原浓度成正比，因而灵敏度较 RIA 法更高。RIA 与 IRMA 相比通常存在以下不足：由于是竞争性结合，不能达到全部待测物与抗体结合；为了达到适宜的灵敏度，测定系统中标记抗原与抗体的结合必须有一个较高的起点（基准）；放射性同位素标记可能引起小分子抗原免疫反应性的改变，因而标记物与标准或待测抗原同抗体的反应方式可能不完全相同；游离 Ag* 与 Ag*–Ab 的分离方法复杂、费时，不易大样本测定。而 IRMA 基本弥补了 RIA 的上述缺点，其反应式为：

$$Ag + Ab^* \rightleftharpoons Ag - Ab^*$$

随着单克隆技术的发展，IRMA 检测普遍结合了单克隆抗体的特异性，并利用固相支持物，建立起固相 IRMA 检测方法。基本原理是：将单克隆抗体与乳胶颗粒或聚苯乙烯塑料试管偶联，然后加入抗原。由于单克隆抗体稍许过量，因此，可与抗原完全结合，并决定了反应的特异性；在反应结合完成后，将未结合抗原洗去，再加入 ^{125}I 标记的抗原特异抗体（Ab_2^*），与结合在单抗上的抗原反应，形成单抗－抗原 $-Ab_2^*$ 复合物，在反应结束后，洗去未结合的 Ab_2^*，测定结合于固相支持物上的单抗－抗原 $-Ab_2^*$ 复合物的放射强度。因此，该方法分离 Ag–Ab* 复合物与游离 Ab* 的方法比较简单，而且放射强度与抗原量成正比（图 4–2）。

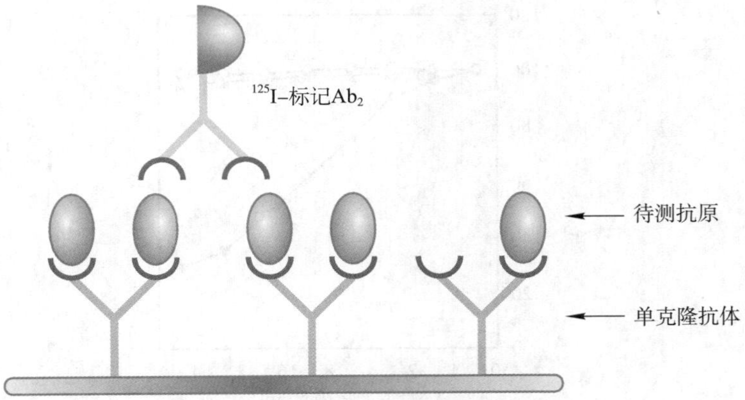

图 4–2 固相 IRMA 反应示意图

第四节 应 用 举 例

一、人激活素 A 放射免疫分析

1. 材料：Iodogen，Na^{125}I，Sephadex G25 层析柱，人激活素 A（activin A，Act A），兔抗人 Act A 多克隆抗体（Anti–Act），羊抗兔 IgG（GAR），0.05 mol/L pH7.5 磷酸缓冲液（PB）及磷酸盐缓冲液（PBS）。

2. Act A 的 ^{125}I 标记：采用氯胺 T 法进行标记，Sephadex G25 层析柱分离。

3. 基本流程：Act A 放射免疫分析过程按表 4–1 操作。

表 4–1 Act A 的 RIA 程序 单位：μl

	T	NBS	B$_0$	B	S
缓冲液	–	400	300	200	200
标准液	–	–	–	100	–
样品	–	–	–	–	100
Anti–Act	–	–	100	100	100
4℃孵育 24 h					
^{125}I–Act	100	100	100	100	100
4℃孵育 12 h					
GAR	–	100	100	100	100
4℃孵育 4 h					
3 500 r/min 离心 30 min，除 T 管外，弃上清，测 T 管及各管的放射计数率（cpm），绘制标准曲线，从标准曲线上求出样品含量					

* T：总放射性计数管；NBS：非特异结合管；B$_0$：0 标准结合管或称最大结合管；B：标准管；S：样本管。

Act A 放射免疫分析的标准曲线和交叉反应曲线见图 4–3。放射免疫测定中，一般要求非特异结合小于总放射计数率的 10%，批间变异系数 CV < 10%，组间变异系数 CV

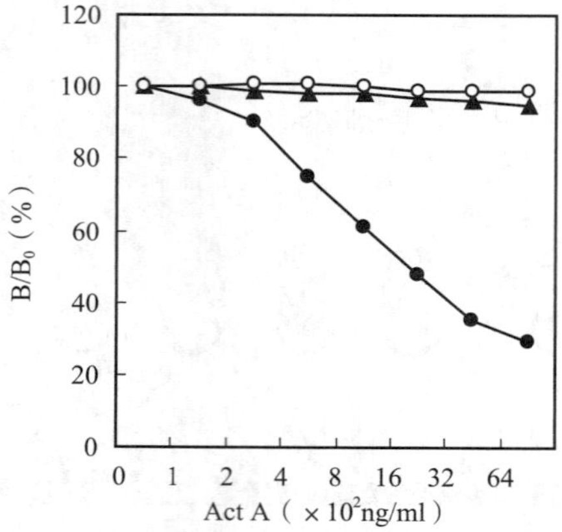

图 4-3　Act A RIA 标准曲线及交叉反应测定曲线

● Act A；▲抑制素；○卵泡抑素

< 5%，样品回收率大于 85%，与相关肽的交叉反应尽可能低于 1%。

二、人卵泡抑素免疫放射分析

1. 材料：重组人卵泡抑素（follistatin），Na^{125}I，PD-10 凝胶柱，Iodogen，星形免疫试管，抗卵泡抑素单克隆抗体，兔抗卵泡抑素多克隆抗体，羊抗兔 IgG 抗体，0.04 mol/L pH7.4 磷酸盐缓冲液（PBS），0.05 mol/L pH9.5 碳酸盐缓冲液。

2. ^{125}I 标记羊抗兔 IgG 抗体：采用 Iodogen 法制备。

3. 卵泡抑素 IRMA 检测程序：取星形免疫试管，每管包被 0.2 ml 单克隆抗体（2.5 μg/ml），包被液为 0.05 mol/L pH9.5 的碳酸盐缓冲液，4℃过夜，以 0.02 mol/L pH7.4 PBS 内含 0.05% 吐温 20 洗 3 次，加入 0.04 mol/L pH7.4 PBS 稀释的 2%BSA 阻断非特异吸附，室温反应 1.5 h，洗 3 次，加入 0.04 mol/L pH7.4 PBS 稀释的标准卵泡抑素 100 μl，再加入 100 μl 兔抗卵泡抑素多克隆抗体（以 0.04 mol/L pH7.4 PBS 内含 0.1% 吐温 20、0.04%NaN_3、0.4%BSA 溶液，1∶500 稀释），室温反应 2 h，洗 3 次，加入 200 μl ^{125}I 标记羊抗兔 IgG（100 000 cpm），室温反应 2 h，洗 3 次，在 γ 计数仪上测定反应管的放射计数率强度，绘制标准曲线，可在标准曲线上查出样品中的卵泡抑素含量。其结果见图 4-4。

本反应中，单克隆抗体提供了一个特异性结合位点，多克隆抗体增加了其反应的灵敏度，利用 ^{125}I 标记二抗可进一步增加检测的灵敏度。由于本方法是利用单克隆抗体及多克隆抗体的双重优点，因此，具有高灵敏度、低交叉反应性等优点，组间变异系数 CV 控制在 5% 以内，批间变异系数 CV 小于 8%，样品回收率大于 90%。

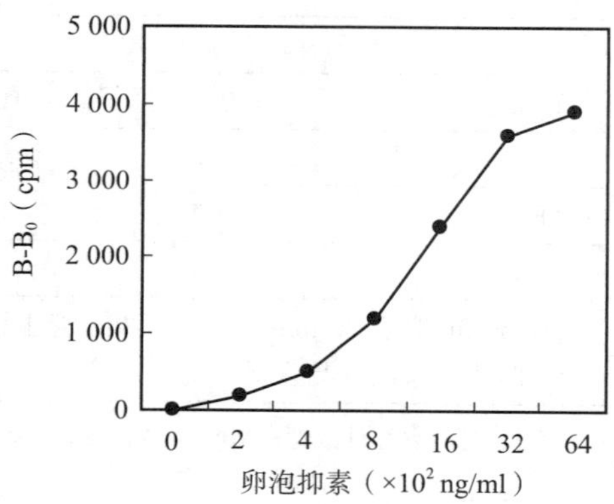

图 4-4　卵泡抑素 IRMA 标准曲线

[关键点]

(1)氯胺T标记过程，必须保证pH的稳定，因此，常用0.05～0.5 mol/L pH7.5 PB缓冲液维持pH的相对稳定。

(2)氯胺T标记过程包含了一个强的氧化和还原，可致某些多肽和蛋白质失活。因此，反应时间应控制在适度的范围内，一般以30～60 s氧化时间为宜。氯胺T标记法多用于小分子蛋白质(多肽)标记，标记率较高。

(3)如果没有N_2，也可采用CO_2温和地吹干，其效果类似。

(4)Iodogen法在标记大分子蛋白质方面比氯胺T法稳定，蛋白质活性保持较好，尤其是在^{125}I标记Ig时更具有优越性，^{125}I利用率通常在60%以上，蛋白质标记可达15 000 cpm/ng蛋白质。

(5)根据抗原的不同，二抗法一般要求加入4%左右的PEG沉淀，促进Ag–Ab复合物的形成。

(6)单克隆抗体包被时，采用高pH容易损伤抗体的生物学活性，因此，包被液也经常采用pH7.5磷酸盐缓冲液或pH8.0硼酸盐缓冲液替代pH9.5碳酸盐缓冲液。

(王蕴凤　柳忠辉)

第五章　免疫印迹

免疫印迹（immunoblotting）是在蛋白质凝胶电泳和固相免疫分析基础上建立的一种蛋白质多参数检测技术，亦称 Western blot。其原理是利用特异性抗体与凝胶电泳分离的目标蛋白质抗原结合，通过蛋白标准品分析抗体结合的位置，进而确定特定蛋白质抗原分子在细胞或组织中的表达情况。因此，免疫印迹技术可以同时测定目的蛋白质的分子量和免疫学活性，它融合了凝胶电泳样本分辨率高和免疫学检测抗原抗体反应特异性强、敏感度高等优点，是现代生命科学用来检测和鉴定蛋白质分子特性和蛋白质表达水平的一种最常用而有效的方法。

一、蛋白质抗原电泳分离

（一）样本处理

抗原制备是免疫印迹的第一步，待测抗原样本通常来自细胞或组织匀浆。

1. 体外培养细胞蛋白质样本的制备：悬浮细胞经 PBS 漂洗 3 次，加入预冷的含有 1 mmol/L 苯甲基磺酰氟（phenylmethanesulfonyl fluoride，PMSF）的 RIPA（radio-immunoprecipitation assay）蛋白裂解液（每 10^6 个细胞加入 1 ml，如果待测蛋白质为磷酸化蛋白质还需加入磷酸酶抑制剂）反复吹打，或者贴壁细胞经 PBS 漂洗后直接加入预冷 RIPA 蛋白裂解液冰上裂解 30 min，用细胞刮刀收集，以上两种方法收集到的样本经 4℃，14 000 g 离心 10 min，弃沉淀，取上清。

2. 组织蛋白质样本的制备：将组织块洗净切成小块放入组织匀浆器中，加入 RIPA 蛋白裂解液后匀浆，冰上裂解 30 min，4℃，14 000 g 离心 10 min，弃沉淀，取上清。

3. 蛋白质样本保存和处理：上述蛋白质样本测定浓度后 −80℃保存，或者加入含有 SDS 的上样缓冲液 100℃变性 5 min，即可用于接下来的 SDS-PAGE 电泳。SDS 带有大量负电荷，而蛋白质的表面电荷通常较弱，SDS 与蛋白质结合后可掩饰蛋白质的自身电荷，而只显示 SDS 的负电荷，消除了不同蛋白质分子之间的电荷差别。因此，蛋白质在 pH8.6～8.8 的 Tris- 甘氨酸不连续 SDS- 聚丙烯酰胺凝胶电泳系统中的泳动只与其分子量大小有关，与其自身电荷量无关，这样分离出的谱带是按蛋白质分子量大小排列的。

相对分子质量较小（$\leqslant 10\times10^3$），且在常规免疫印迹过程中易被降解或洗脱的蛋白质可尝试 2×Laemmli sample buffer 进行稀释（蛋白质样本体积：上样 buffer 体积 = 1：1），100℃变性 5 min。电泳样品中总蛋白质浓度不能超过凝胶系统的装载能力，采用微型电泳系统时，每个加样孔内的总蛋白质量在 20～50 μg，蛋白质量过高将出现拖尾或蛋白带融合现象。蛋白质样本如果经过浓缩，必须采用合适的缓冲液透析除盐后上样，否则在高盐状态下将出现电泳条带扭曲的现象。

（二）凝胶浓度选择及配制

根据目的蛋白质的分子量大小选择适当的凝胶浓度，用于免疫印迹的 SDS- 聚丙烯酰胺凝胶浓度与所分离的目的蛋白质分子量之间的关系如表 5-1 所示。

表 5-1　凝胶浓度与蛋白质分子量的关系

凝胶浓度	适合分离的蛋白相对分子质量（Da）
8%	> 50 000
10%	30 000 ~ 200 000
12%	20 000 ~ 150 000
14%	10 000 ~ 100 000
17%	5 000 ~ 100 000

目标蛋白电泳后还需转移至固相支持膜。凝胶的百分含量和交联度越低，转移就越容易；凝胶越薄，转移效率越高。但浓度过低可致电泳带变宽、融合，分辨率降低。另外，过薄的凝胶易碎，导致操作困难。因此，多数情况下采用 0.4 ~ 1.0 mm 厚度的凝胶。为提高蛋白质上样量和检测敏感度，也可适当增加凝胶厚度，目前常用的凝胶厚度分别是 1.0 mm 和 1.5 mm。不同浓度的凝胶配制方法参见表 5-2 和表 5-3。

表 5-2　分离胶的制备　　单位：ml

试剂	凝胶浓度			
	7.5%	10%	12%	15%
30%Acrylamide-0.9%BIS	2.5	3.3	4	5.0
1.5M Tris-HCl（pH8.8）	2.5	2.5	2.5	2.5
ddH_2O	4.8	4	3.3	2.3
10%SDS	0.1	0.1	0.1	0.1
10% Ammonium Persulfate	0.1	0.1	0.1	0.1
TEMED	0.004	0.004	0.004	0.004
总体积	10	10	10	10

注：Acrylamide：丙烯酰胺；BIS：N,N′- 亚甲基双丙烯酰胺；Ammonium Persulfate：过硫酸铵。

表 5-3　浓缩胶的制备　　单位：ml

试剂	4% 浓缩胶
10%Acrylamide-2%BIS	2
0.5M Tris-HCl pH 6.8	1.25
ddH_2O	1.64
10% SDS	0.05

续表

试剂	4% 浓缩胶
10% Ammonium Persulfate	0.05
TEMED	0.01
总体积	5

当分离胶全部凝固后，即可配制浓缩胶，在浓缩胶中插入相应厚薄的梳齿，待浓缩胶凝固后拔出梳齿即可形成加样孔。相对分子质量较小（2 000 ~ 100 000）且通过常规免疫印迹无法有效获得目的条带的蛋白质可使用 Tricine-SDS-PAGE 凝胶，配制方法及原理参考 Barry L. Sharp 等人发表的 Tricine-SDS-PAGE 文献，具体配方见表 5-4 和表 5-5。

表 5-4　Tricine-SDS-PAGE 分离胶的制备（2 块）　　单位：ml

试剂	凝胶浓度	
	10%	12%
30%（w/v）丙烯酰胺 / 双丙烯酰胺（29：1）	4.995	6
2.5M Tris-HCl（改良法 pH 8.8，原方法 pH 8.45）	8.4	7.5
ddH_2O	1.35	1.335
过硫酸铵（30 mg/ml）	0.225	0.150
TEMED	0.009	0.009
总体积	~ 15	~ 15

表 5-5　Tricine-SDS-PAGE 浓缩胶的制备（2 块）　　单位：ml

试剂	4% 浓缩胶
30%（w/v）丙烯酰胺 / 双丙烯酰胺（29：1）	0.99
2.5M Tris-HCl（改良法 pH 8.8，原方法 pH 8.45）	1.14
ddH_2O	5.13
过硫酸铵（30 mg/ml）	0.225
TEMED	0.007 5
总体积	~ 7.5

（三）蛋白质标准品的选择

免疫印迹中电泳的分离效率、泳动情况及转膜效率都需要通过一个关键性的指示系统即蛋白质标准品（molecular weight marker）来显示。如果采用普通的蛋白质标准品，必须经凝胶蛋白质染色后才能确认上述电泳参数，常常导致问题发现不及时。为了弥补这一缺陷，目前免疫印迹普遍采用彩色标准品（rainbow marker），如表 5-6 及表 5-7 所示。这种彩色的蛋白质标准品不需要染色，即可在电泳凝胶中随着蛋白质迁移而显示出多色条带，便于直接观察蛋白质在凝胶中的泳动情况。当目的分子量大小的标准蛋白质迁移到合适位置且与其相邻的两条标准蛋白质达到所需分辨距离时，即可停止电泳，取出凝胶，进行转膜，并根据蛋白质标准品彩色条带的变化来观察转膜的效率。

表 5–6　高分子量彩色标准品

标准蛋白质	相对分子质量	颜色
肌球蛋白	200 000	青
磷酸化酶 b	97 400	茶
牛血清白蛋白	69 000	红
卵清蛋白	46 000	黄
碳酸酐酶	30 000	橙
胰蛋白酶抑制剂	21 500	绿
溶菌酶	14 300	赤紫

表 5–7　低分子量彩色标准品

蛋白质	相对分子质量	颜色
碳酸酐酶	36 400	紫
大豆胰蛋白酶抑制剂	26 600	橙
溶菌酶	14 300	红
抑肽酶	8 400	蓝
胰岛素	3 800	蓝

（四）电泳

以小型垂直电泳装置为例，首先将凝胶板插入电泳槽，装满电泳缓冲液（电泳缓冲液的制备见表 5–8），用移液器将制备好的蛋白质样品加入加样孔中，每孔的上样量为 20 ~ 50 μg，可根据目的蛋白质的表达量适当调整上样量，彩色蛋白质的上样量一般为 3 ~ 5 μl。上层浓缩胶的电泳电压要低于分离胶的电泳电压，一般使样品首先在 80 V 恒定电压下电泳至染料接近浓缩胶底部，然后 120 V 恒定电压电泳至溴酚蓝刚出胶底部，或者

表 5–8　10 × 电泳缓冲液的制备

相对分子质量 >5 000		2 000< 相对分子质量 <10 000	
试剂	剂量	试剂	剂量
Tris	30.2 g	Tris	30.3 g
Glycine（甘氨酸）	144 g	Tricine（三甲基甘氨酸）	45 g
SDS	10 g	SDS	5 g
加 ddH_2O 至	1 L	加 ddH_2O 至	1 L

注：使用前用 ddH_2O 稀释 10 倍，配制成 1 × 电泳缓冲液。

目的蛋白质分子量大小的蛋白质标准品条带与其相邻的蛋白质标准品条带分离到合适的距离，停止电泳。如果目的蛋白质分子量较小，可适当调低电压，因为电压过大会导致电泳加快，小分子蛋白质泳动速度大于大分子蛋白质，容易跑出胶外。

二、蛋白质的转膜

蛋白质经 SDS-PAGE 凝胶电泳分离后，必须从凝胶中转移到固相支持物上。固相支持物能牢固结合蛋白质，又不影响蛋白质抗原活性，并且其本身还是免疫反应惰性物质。目前较常用的支持物有硝酸纤维素膜（NC 膜）和聚偏二氟乙烯膜（PVDF 膜）。蛋白质转膜普遍采用的是电转印法，优点是快速、转移效率高。电转印法分为半干式和湿式电转印两种模式，二者转印效率没有本质区别，半干式转印操作相对简便、快捷，更适合学生实验教学。湿式电转印可以更好地保持抗原活性，因此实验室研究更常用湿式电转印。

1. 湿式电转印：电泳结束后，取出凝胶，切取目的蛋白质条带及内参（通常是β-actin 或 GAPDH）条带所在的凝胶，在转膜缓冲液中漂洗数秒。打开电转印夹，每侧垫上一块专用海绵垫，再各铺上三块滤纸，放入转膜缓冲液中浸透，赶走其中的气泡，然后将凝胶放在阴极侧，再盖上相应大小的 NC 膜或 PVDF 膜，夹好电转印夹。在电泳槽内加满转膜缓冲液，插入电转印夹，因为在转膜过程后会产生大量的热能，因此必须将电泳槽放在冰水浴内防止过热，一般在恒流 200 mA 的条件下转膜 1.5 h 左右，可根据目的蛋白质分子量大小适当调整转膜时间。对于表达量较低且分子量较大的蛋白质，亦可选择横流 40 mA 转膜过夜。转膜缓冲液的配制见表 5-9 和表 5-10，转膜形式如图 5-1 所示。而相对分子质量较小（$\leqslant 10\times10^3$）的蛋白质转膜时间及电流应适当缩短，可于恒流 150 mA 的条件下转膜约 40 min。

表 5-9 10× 转膜缓冲液的制备

试剂	剂量
Tris	24 g
甘氨酸	142 g
加水至	1L

表 5-10 1× 转膜缓冲液的制备

试剂	剂量
10× 转膜缓冲液	100 ml
甲醇	200 ml
ddH_2O	700 ml
总体积	1L

2. 半干式电转印

（1）Tris/ 甘氨酸 -SDS- 聚丙烯酰胺凝胶电泳结束后，取出凝胶，在 Tris/ 甘氨酸缓冲液中漂洗数秒。

（2）将电转印槽的阳极（底部槽）平放在工作台上，阳极板上加放 3 张电转印液浸透的 3 mm 厚滤纸，将电转印液浸透的 0.45 μm 硝酸纤维素膜加放在滤纸上，再将凝胶平放在硝酸纤维素膜上，最后在凝胶上面加盖一层约 0.5 cm 厚度的电转印液浸透的滤纸。

* 电转印缓冲液为：Tris 3 g，Glycine 14.4 g，SDS 0.185 g，加入甲醇 200 ml，用去离子水调至 1 000 ml。

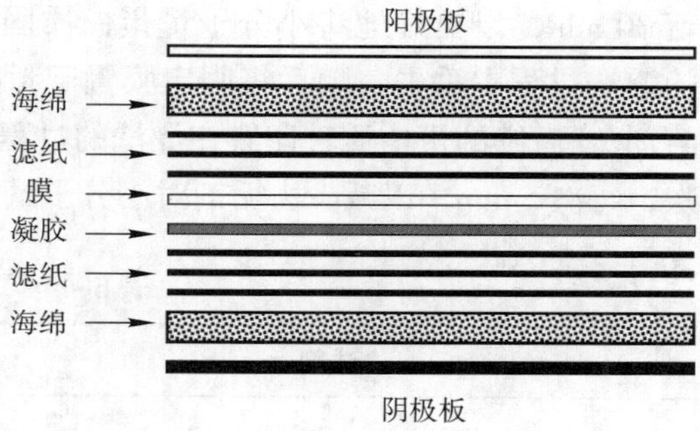

图 5-1　湿式电转印示意图

（3）在滤纸顶部压上阴极板，连接电极，根据凝胶的面积按 1 ~ 2 mA/cm^2 接通电流（如 14 cm × 14 cm 凝胶电流采用 0.3A），经 1 ~ 1.5 h 电转印，电流降至相对平稳（如 14 cm × 14 cm 凝胶电流降至 0.1A）时，即可切断电源，取出转印膜放置在 20 mmol/L pH7.5 Tris-HCl 缓冲液内，室温漂洗 10 min。凝胶可进一步采用考马斯亮蓝染色，观察蛋白质残留量等。

半干式电转印模式参见图 5-2。

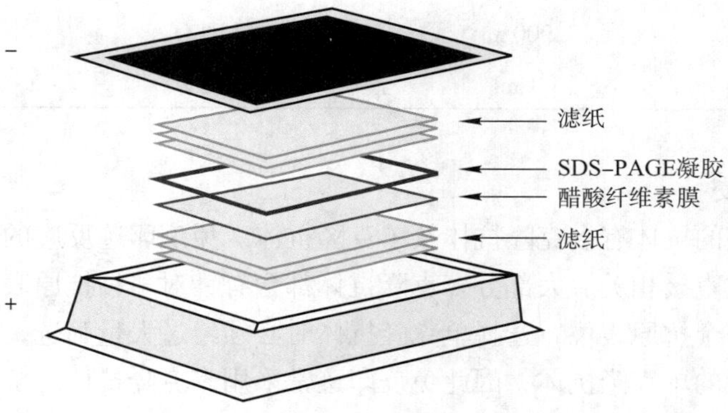

图 5-2　半干式电转印模式图

三、抗体杂交

（一）封闭

转膜结束后，取出膜进行抗体杂交。在杂交之前，需要先对转印膜进行封闭，以防止免疫试剂的非特异性吸附。封闭液一般采用异源性蛋白质或去污剂，常用的包括 0.2% 吐温 20、2% BSA、10% 马血清及 5% 脱脂奶粉等。封闭液的选择首先应考虑与检测试剂相适应，如采用葡萄球菌蛋白 A（SPA）作为检测试剂，就不能用全血清封闭；其次是尽可能使非特异着色背景浅。封闭液以 2%BSA 效果较好，其次是 5% 脱脂奶粉，一般以 TBST 为溶剂，配制见表 5-11 和表 5-12。将膜放入封闭液室温封闭 1 ~ 2 h，也可 4℃封闭过夜，TBST 室温漂洗 2 次，每次 5 ~ 10 min。相对分子质量较小（$\leqslant 10 \times 10^3$）的蛋白质转膜后先将转印膜置于 1% 戊二醛溶液（如需稀释，则选择 TBS 作为稀释液）中，室温固定 30 min，以更好地将小分子量蛋白质固定在 PVDF 膜上，防止小分子量蛋白质在后续的漂洗过程中丢失。随后将固定膜置于封闭液中进行室温封闭 20 min（0.05% TBST 作为溶剂），后续的蛋白质转印膜在漂洗的过程中均使用 0.05% TBST 洗液，漂洗次数不超过 3 次，每次 5 min，以减少去垢剂对小分子量蛋白质的洗脱作用。

表 5-11　10 × TBS 的配制

试剂	剂量
Tris	30.25 g
NaCl	43.8 g
加 ddH_2O 至	500 ml
用浓盐酸调至	pH7.5

表 5-12　TBST 的配制

相对分子质量>5 000		2 000<相对分子质量<10 000	
试剂	剂量	试剂	剂量
10 × TBS	100 ml	10 × TBS	100 ml
ddH_2O	900 ml	ddH_2O	900 ml
吐温 20	1 ml	吐温 20	0. 5 ml

（二）抗体杂交

用于免疫印迹的抗体有多克隆抗体及单克隆抗体。免疫印迹反应的成功与否和抗体识别抗原表位的性质直接相关。大部分多克隆抗体都含有针对多种抗原表位的抗体，而单克隆抗体只能识别一个抗原表位，选择单克隆抗体时必须经过大量筛选，才能获得识别蛋白质电泳后抗原表位的单克隆抗体，因此免疫印迹常采用多克隆抗体。抗体杂交一般使用间接法，先加入未标记的特异性抗体（通常称一抗，Ab1）与膜上的蛋白质抗原结合，再加入标记的抗 Ab1 抗体（通常称二抗，Ab2）进行杂交检测。常见的一抗多为鼠源和兔源抗体，相应的二抗应为抗鼠及抗兔的抗体。标记二抗的物质常用酶（如辣根过氧化物酶或碱性磷酸酶）及荧光素等，最常用的是辣根过氧化物酶标记的二抗。

抗体杂交过程如下：

1. 用封闭液将一抗稀释至所需浓度，将封闭后的杂交膜放入杂交袋，加入 1 ml 稀释后的一抗溶液，封口机封口，标记，室温孵育 4 h，或者 4℃孵育过夜。
2. 用 TBST 洗膜 4 次，每次 10 ~ 15 min，洗膜不充分会使背景增高。
3. 将杂交膜放入新的杂交袋，加入稀释后的二抗溶液，室温孵育 2 h。
4. TBST 洗膜 4 次，每次 10 ~ 15 min。
5. 检测。

四、检测

根据标记二抗的标记物不同，其杂交结果检测方法也不同，包括底物化学发光 ECL、底物荧光 ECF 等。

1. 辣根过氧化物酶 –ECL 法：ECL 检测是利用辣根过氧化物酶 HRP 催化化学发光物质，在暗室内形成肉眼可见的化学发光带，利用 X 胶片感光原理，将结果记录下来。该方法操作简便，敏感度高，背景浅，显色时间短，标本易保存而且无放射性污染。

（1）在暗室内将 ECL 试剂 A 液、B 液等量混合均匀。

（2）在暗室内将杂交膜放入显色盒内，在膜表面均匀滴上混合好的显色液，大约 1 min 后会出现明显的发光带。

（3）将膜移入暗盒内，用保鲜膜包好，上面铺一张 X 线感光胶片，曝光 30 ~ 60 s 取出，显影、定影，结果可永久保存。

现在有很多实验室已经弃用暗房曝光的方法，而改为使用化学发光检测仪，将滴上 A、B 混合显色液的杂交膜放入化学发光检测仪，用软件自动曝光，可以连续曝光并累计曝光强度，选择最佳曝光时间点，具有灵敏度高、成像速度快、实时影像处理、半定量分析等优势。

2. 底物荧光 ECF：底物荧光 ECF 是利用的荧光染料（如 Cy2，Cy3，Cy5，IRdye）标记二抗，标记荧光染料的二抗分别对应相应的目的蛋白质，通过检测荧光染料的信号强度实现多种蛋白质信号的定性检测及定量分析。荧光法检测允许在同一张转印膜上用不同颜色的荧光底物同时检测不同的目标，该方法操作简便、灵敏感度高、图像清晰背景浅、不需要显色、半定量分析，可长期保存转印膜以重复分析杂交结果。

［关键点］

（1）样品制备时应注意在合适的盐浓度下，保证样品蛋白质的最大溶解性，并尽可能地去除核酸、多糖、脂质等分子的干扰。另外，在蛋白质样品的处理过程中，所有步骤尽量在低温下进行，以避免细胞破碎释放出各种酶类所引起的蛋白质降解和修饰。

（2）免疫印迹杂交的敏感性与检测系统有关，通常可检测出 20 fmol 的样品，即相对分子质量为 50 000 的蛋白质 1 ng。因此，电泳时总蛋白质上样量应保证目的蛋白质不低于 1 ng，如果过低，应重新纯化浓缩后使用。

（3）采用 PVDF 膜时，须先经甲醇激活后使用，如果不经甲醇激活，转膜效率极低。

（4）转膜时如果电流过低，会导致转膜效率低下，转膜时间较长，而如果采用较大电流转膜，则会产生大量的热能，因此，转膜时应在冰浴内进行。

（5）免疫印迹使用的分子量标准彩色蛋白质可直接肉眼观察，借此判断转膜的效率。如果转膜电流过大，时间过长，常导致蛋白质从膜上进一步向滤纸中转移；如果电流过小，时间过短，常导致凝胶上的蛋白质没有充分转移至膜上，这两种情况都会使膜上结合蛋白质的实际含量下降。因此，转膜时电流大小要适当，常使用 200 mA 恒流，时间在 1.5～2 h，根据目的蛋白质分子量做适当调整。

（6）抗体杂交时如果 TBST 洗膜不充分，常导致检测时出现较高背景，因此洗膜时应保证时间充分。

（7）如果检测多个目的蛋白质，而其中又有两个或两个以上目的蛋白质分子量十分接近或重叠，例如磷酸化和非磷酸化的蛋白质，当能够找到可区分开的荧光标记二抗时，可使用底物荧光 ECF 进行检测（图 5-3）。如果无可区分开的荧光标记二抗，可以先检测第一个目的蛋白质，等显影摄片结束后将膜放入抗体洗脱液中洗脱 15 min，然后再进行封闭、抗体杂交及显色等步骤检测第二种目的蛋白质，检测多个分子量接近的蛋白质也用相同的方法。

（8）小分子量蛋白质在常规的免疫印迹不易得到理想的目的蛋白质条带，Tricine-SDS-PAEG 凝胶及相应的电泳系统相较于常规的 SDS-PAGE 系统更易呈现靶标蛋白质的表达量及表达位置；小分子量蛋白质易于在洗膜的过程中丢失，转膜后的固定、含较低浓度去垢剂的洗液、适当的洗脱速度及时间能够在一定程度上减少小分子量蛋白质的丢失。

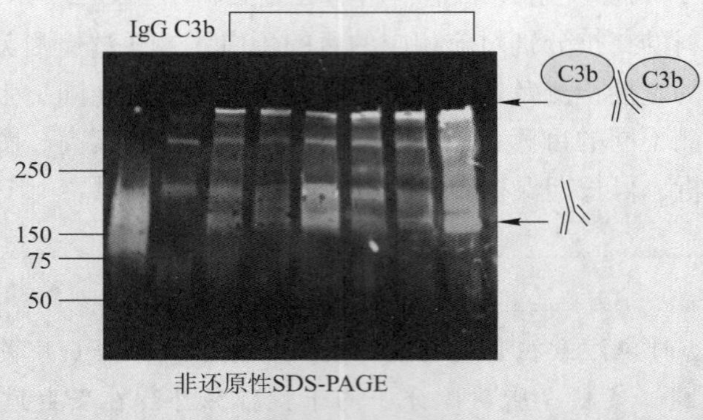

图 5-3　免疫印迹杂交分析纳米材料免疫蛋白冠中 IgG 与 C3b 相互作用

五、应用举例

（一）以 Akt 为例的大分子量蛋白质抗原的免疫印迹鉴定

1. 蛋白质提取：弃去细胞培养上清，用 PBS 漂洗 3～4 次，加入 400 μl 含有 PMSF 的 RIPA 裂解液，在冰上裂解 30 min，用细胞刮匙将裂解后的细胞刮下，能看到白色絮状的细胞碎片，用移液器将裂解后的溶液收集至 EP 管，4℃、14 000 g 离心 10 min，取上清即为提取出来的蛋白质，用 BCA 试剂盒检测蛋白质浓度，将 5× 上样缓冲液与样品 1∶4 混匀，100℃煮沸 10 min 使蛋白质变性。

2. 电泳分离：将蛋白质加入 10% 浓度分离胶的不连续 SDS–PAGE 系统分离，首先用 80 V 恒压泳动 30 min 左右，溴酚蓝跑至浓缩胶与分离胶交界处时可改为 120 V 继续电泳，当 Fermentas 蛋白质分子量标准 50 000、60 000、80 000 蛋白质条带达到明显的分离效果时即可停止电泳。

3. 转膜：准备好 Bio-Rad 蛋白质转膜装置夹板，凝胶用转膜缓冲液稍微清洗，将 Marker 相对分子质量 50 000 与 80 000 之间的蛋白质条带（Akt）及 30 000 与 40 000 之间的蛋白质条带（GAPDH）所在的凝胶切割下来。将 PVDF 膜在甲醇中漂洗一下激活，然后按如下顺序装配于转膜夹板上：滤纸—凝胶—PVDF 膜—滤纸。将夹板插入槽中，以 200 mA 恒流在冰浴中转移 2 h。

4. 封闭：将膜放入含有 5% 脱脂奶粉的 TBST 溶液中室温孵育 2 h，以封闭膜上潜在的非特异性蛋白结合位点。

5. 抗体杂交

（1）将膜放入杂交袋中，加入 1 ml 用 5% 脱脂牛奶稀释后的兔来源 Akt 抗体，室温孵育 4 h 或者 4℃过夜。

（2）用 TBST 洗膜 3 次，每次 15 min。

（3）将膜放入杂交袋中，加入 1 ml 用 5% 脱脂牛奶稀释后的 HRP 标记的羊抗兔二抗，室温孵育 2 h。

（4）用 TBST 洗膜 3 次，每次 15 min。

6. 显色：将 ECL 显色液均匀滴在膜表面，在显色仪上成像，摄片，进行灰度分析，检测结果如图 5-4。

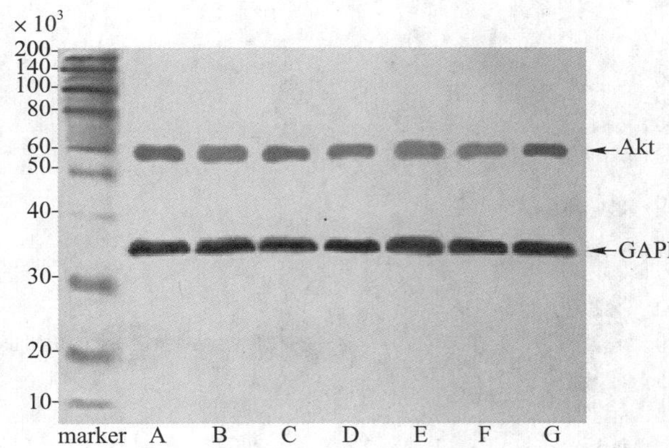

图 5-4 细胞 Akt 表达的免疫印迹杂交

（二）以 PRM1 为例的肿瘤组织中小分子量蛋白质抗原的免疫印迹鉴定

1. 蛋白质样本准备：取肿瘤组织及相应的正常组织各约 30 mg，加入 500 μl 含有 PMSF 的 RIPA 裂解液，使用组织匀浆器将组织研磨至无固体成分后，置于冰上裂解 30 min。4℃、14 000 g 离心 10 min，取上清，BCA 试剂盒检测蛋白质浓度，将其以 1∶1 的比例与 2 × Laemmli sample buffer 进行混匀，100℃煮沸 10 min 使蛋白质变性。

2. 电泳分离：将 30 μg 变性后的蛋白质以 10 μl 的体积加入至 Tricine-SDS-PAGE 凝胶电泳系统，首先使用 90 V 恒压泳动至浓缩胶下缘，后可改为 120 V 继续电泳，直到小蛋白质分子量 Marker 最下两条蛋白质条带出现分离效果时即可停止电泳。

3. 转膜：将 PVDF 膜在甲醇中激活 1 min，然后按如下顺序装配于转膜夹板上：滤纸—凝胶—PVDF 膜—滤纸。将夹板插入槽中，以 150 mA 恒流在冰浴中转移 40 min 即可。

4. 转膜后将转印膜置于 1% 戊二醛溶液中，室温固定 30 min，以更好地将小分子量蛋白质固定在 PVDF 膜上。

5. 封闭：将固定膜置于 5% BSA 封闭液中，室温封闭 30 min（0.05% TBST 作为溶剂），其间摇床慢摇。

6. 抗体杂交

（1）一抗杂交：将膜放入杂交盒中，立即加入 5 ml 鼠来源 PRM1 抗体（3%BSA 稀释），4℃摇床过夜。

（2）回收一抗置于 -20℃冰箱保存，用 0.05% TBST 洗液洗膜 3 次，每次 5 min，摇床慢摇。

（3）二抗杂交：弃掉洗液，将膜放入杂交盒中，加入 5 ml HRP 标记的抗鼠二级抗体（3%BSA 稀释），室温孵育 1 h，摇床慢摇。

（4）回收二抗，置于 -20℃冰箱保存。用 0.05% TBST 洗液洗膜 3 次，每次 5 min，摇床慢摇。

（5）显色：将 ECL 试剂盒中 A 液、B 液两种试剂等量混合配制成显色液，将显色液均匀滴在膜表面，在 Syngene G：BOX CHEMI XL 显色仪上成像、摄片、进行灰度分析，检测结果如图 5-5。

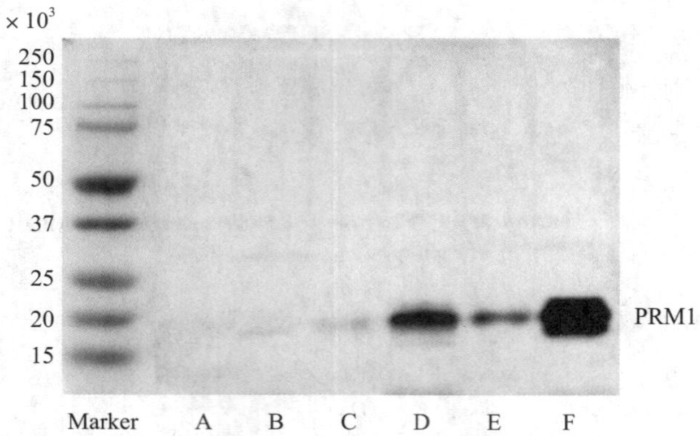

图 5-5　PRM1 蛋白质表达的免疫印迹杂交

（陈芳芳）

第六章 免疫沉淀

免疫沉淀法是基于抗原、抗体特异性结合的基本原理，利用特异识别抗原的抗体来分离细胞或组织中的靶蛋白，再结合电泳分离检测目的蛋白质的方法。免疫沉淀技术除了可以检测靶蛋白在组织、细胞中的表达水平外，还可用于研究靶蛋白与其他蛋白质、靶蛋白与 DNA 间的相互作用。调整反应体系中抗原和抗体比例、电解质及 pH 等条件，可溶性抗原和抗体在体外可形成肉眼可见的免疫复合物，如果把抗体结合到载体颗粒上就很容易形成复合物沉淀。该方法所用的固相载体通常是结合了 Protein A 或 Protein G 的琼脂糖珠或树脂（Protein A/G–Resin/Sepharose）。Protein A 是从金黄色葡萄球菌中提取的 A 蛋白，具有与 Ig 的 Fc 段结合的能力，抗原与抗体结合后再通过抗体间接与 Protein A–Sepharose 结合，形成复合物沉淀。因此免疫沉淀法一般由 6 个基本步骤组成（图 6–1）：①细胞裂

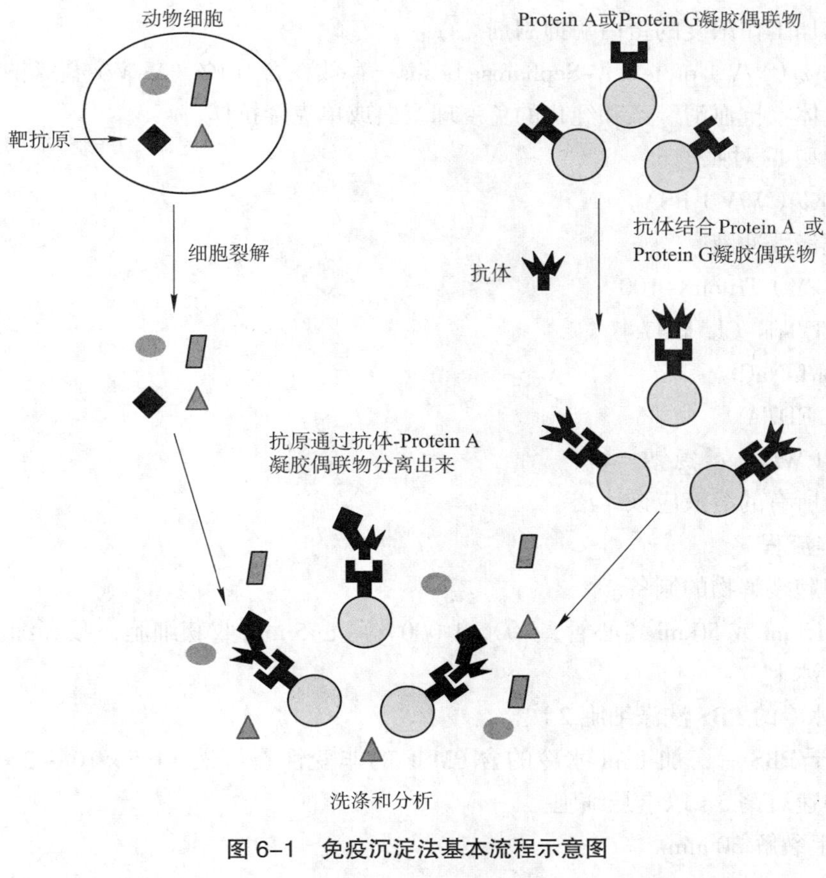

图 6–1　免疫沉淀法基本流程示意图

解；②抗原抗体免疫复合物形成；③免疫复合物沉淀；④免疫复合物洗涤；⑤ SDS-PAGE 分离免疫复合物；⑥免疫杂交检测免疫复合物。根据沉淀物形成方式，免疫沉淀可分为两种：抗体先与固相颗粒结合的复合物沉淀法，以及先形成抗原抗体复合物再结合固相颗粒的复合物沉淀法。

一、免疫沉淀实验

目前，商品化的免疫沉淀试剂盒种类繁多，为了便于理解和掌握免疫沉淀的原理和实验要点，我们以非变性条件下裂解细胞为例来说明免疫沉淀实验。所谓非变性条件是指利用非离子去污剂如 TritonX-100、NP-40 等试剂来裂解细胞，使细胞蛋白保持其天然状态，以检测和确定生理条件下蛋白质 - 蛋白质间相互作用。

1. 材料

（1）PBS。

（2）非变性裂解缓冲液

1%（W/V）TritonX-100

50 mol/L Tris-Cl，pH7.4

300 mol/L NaCl

5 mol/L EDTA

0.02%（W/V）叠氮钠（NaN_3）

使用前加工作浓度的蛋白酶抑制剂

（3）50%（V/V）protein A-Sepharose beads：存放在含 0.1%（W/V）叠氮钠的 PBS 中。

（4）抗体：抗血清、亲和纯化的免疫球蛋白或单克隆抗体。

（5）同型 Ig 对照。

（6）10%（W/V）BSA。

（7）洗涤缓冲液

1%（W/V）TritonX-100

50 mol/L Tris-Cl，pH7.4

300 mol/L NaCl

5 mol/L EDTA

0.02%（W/V）叠氮钠

提示：所有的溶液应该冰浴。

2. 基本流程

（1）细胞裂解物的制备

1）用 15 ml 或 50 ml 离心管，4℃，1 000 g 离心 5 min 收获细胞，吸弃细胞培养上清液，放置于冰上。

2）用冰冷的 PBS 洗涤细胞 2 次。

3）吸干 PBS 后，加 1 ml 冰冷的含 PMSF 的非变性裂解液（$0.5 \times 10^7 \sim 2 \times 10^7$ 细胞），用混匀器中速震荡 3 s 以重悬细胞。

4）冰上裂解 30 min。

5）4℃，14 000 g 离心 10 min 去除细胞裂解物中的杂质。

6）将上清液吸出转移到一个预冷的新 EP 管中，冰上保持备用（留下 20～40 μl 上清液，不要吸到管底的沉淀物）。

（2）裂解物预清除（可选做）：裂解物预清除是指用无关抗体或血清预清除以去除蛋白质与免疫球蛋白的非特异性结合，可以减少蛋白质非特异性结合琼脂糖（agarose）或凝胶琼脂糖珠（Sepharose beads），使最终实验结果背景降低、信噪比提高。但是，如果最后蛋白质用免疫印迹实验检测，预清除未必必要，除非是污染蛋白质对目的蛋白质产生明显干扰。

1）在 EP 管中加入 1 ml 细胞裂解物（来自第 6 步骤）和 30 μl 的 50%Protein A 凝胶琼脂糖珠。

2）4℃振荡孵育 30 min。

3）微型离心机 4℃，1 000 g 离心 1 min，保留上清液备用。

（3）抗原－抗体偶联物的制备

1）在 1.5 ml EP 管中，加入细胞裂解液（来自第 6 或 9 步骤），以及一定数量的抗体，同时设相应的同型 Ig 对照。

2）将 EP 管颠倒混匀，4℃旋转混合器混合过夜。

（4）免疫沉淀

1）在含有抗体偶联物的离心管（来自第 11 步骤）中加入 30 μl 50% Protein A-Sepharose 凝胶琼脂糖珠，在 4℃下，旋转孵育 1～3 h。

2）微型离心机在 4℃，1 000 g 离心 1 min，吸弃上清液，仅余约 20 μl 上清液。

3）加入 1 ml 冰冷的洗涤缓冲液，重悬沉淀物。

4）重复洗涤 5 次（第 13～14 步骤）。

5）加入 1 ml 冰浴的 PBS 重悬凝胶琼脂糖珠，离心后彻底吸弃上清液。

6）靶蛋白的检测。

二、关键步骤解析

1. 细胞裂解：免疫沉淀法检测的蛋白质，主要是来源于组织或细胞中表达的蛋白质，因此，免疫沉淀的首要问题是细胞中待检测蛋白质的获得。细胞裂解的方法有多种，但必须注意在裂解过程中，不但要大量地释放细胞内蛋白质，还要尽可能保证蛋白质的完整性。因此，在细胞裂解液中通常加入去污剂和蛋白酶抑制剂。

（1）去污剂：裂解细胞是免疫沉淀关键步骤之一。裂解细胞包括两种方法，一是机械破碎，二是使用去污剂破坏细胞膜。究竟使用哪种方法与蛋白质本身特点有关。机械破碎常使用超声破碎法，其破碎效率较高，但因破碎时伴随着发热，操作应在冰浴内进行，如果样本量大的话还应间断多次破碎。机械破碎主要释放细胞内蛋白质，但不能破坏细胞膜微细结构。去污剂法因可破坏细胞膜磷脂双层结构，能使膜蛋白质进一步释放出来溶解，但可能部分破坏蛋白质结构，影响目的蛋白质的生物学作用。去污剂包括离子去污剂和非离子去污剂两种，如强力去污剂 SDS 属于离子去污剂，可破坏蛋白质内部疏水作用使蛋白质变性失活。因此，对于蛋白质表达实验，多数采用非离子去污剂，非离子去污剂对蛋白质活性影响较小，常用的主要有 Triton X-100、NP-40 和吐温 20。

（2）蛋白酶抑制剂：许多溶解蛋白质的方法，特别是机械破碎细胞可释放出细胞内酶，从而使靶蛋白降解。不同蛋白质对蛋白酶的敏感度差别较大，细胞表面蛋白质和分泌性蛋白质通常比细胞内蛋白质具有更好的抵抗性，变性蛋白质比天然蛋白质更容易被降解。因此，裂解细胞时应当采取适当措施，尽可能降低细胞提取物中的蛋白酶活性，一是采用低温提取，二是在细胞裂解液中适当添加蛋白酶抑制剂。常用的蛋白酶抑制剂参见表 6-1。

表 6-1　常用蛋白酶抑制剂

抑制剂	靶蛋白酶	有效浓度	贮存液
EDTA	金属蛋白酶	1 mmol/L	0.5 mol/L（pH8.0）
PMSF	丝氨酸蛋白酶	100 nmol/L	100 mmol/L 溶于乙醇或异丙醇。常温保存
Leupeptin	纤溶酶，胰蛋白酶，木瓜蛋白酶，组织蛋白酶	1 ~ 2 μg/ml	3 mg/ml 溶于纯水，-20℃保存
Aprotinin	激肽释放酶，胰蛋白酶	1 ~ 2 μg/ml	10 mg/ml 溶于 0.01 mol/L HEPES（8.0）
Pepatatin	胃蛋白酶 组织蛋白酶 D	1 μg/ml	1 mg/ml，溶于乙醇
TLCK	胰蛋白酶	50 μg/ml	1 mg/ml，TLCK 10 mg，1 mmol/L HCl 1 μl，纯水 10 ml，-20℃保存
TPCK	胰凝乳蛋白酶	100 μg/ml	1 mg/ml，TPCK 10 mg，纯水 7.5 ml，甲醇 2.5 ml，1 mmol/L HCl 1 μl，-20℃保存

2. 沉淀抗原抗体复合物：沉淀抗原抗体复合物是关键步骤之二。抗原抗体可先形成复合物，然后再与树脂结合，或者抗体先与树脂结合，然后再与抗原形成复合物沉淀，免疫沉淀所选用的树脂为结合了 A 蛋白或 G 蛋白的亲和树脂。抗体 Fc 段与 A 蛋白或 G 蛋白结合能力不同，参见表 6-2。兔、山羊 IgG 能有效地与 A 蛋白结合，但是鼠或者大鼠 IgG 结合力较弱，因此也可选用兔抗鼠或大鼠 IgG 的抗抗体进行免疫沉淀分析。

另外，抗原抗体孵育步骤反应时间不需太长，特异性免疫结合一般在 60 min 内即达到最大值，孵育时间延长反而会增加非特异性结合。

表 6-2　IgG 的种属来源和与 A 蛋白或 G 蛋白的结合能力

IgG 的种属	Protein A-Sepharose	Protein G-Sepharose
人类	++	++
兔	++	++
山羊	++	++
大鼠	−	+
小鼠	±	+
绵羊	−	++
豚鼠	++	−

三、三分子复合物法应用举例

随着双杂交法在蛋白质学研究中的应用，人们对结合蛋白和信号传导蛋白的认识越来越多，三分子复合物免疫共沉淀已成为验证天然结合蛋白活性的一个主要手段，其基本原理是：Y 蛋白如能与 X 蛋白特异结合，在合适缓冲液内形成的复合物可与抗 X 抗体进一步结合形成三分子复合物，利用 Protein A 或 Protein G 结合抗体的特性，将抗 X–X 蛋白 –Y 蛋白三分子复合物一起沉淀，再通过蛋白质的 SDS–PAGE 分离、转膜，利用抗 Y 蛋白抗体进行免疫印迹杂交，如果 X–Y 蛋白能形成稳定复合物，在杂交膜上即可见到相应的 Y 蛋白反应带；如果 X–Y 蛋白不能稳定结合，在杂交膜上见不到 Y 蛋白反应带。反应模式参见图 6–2，其中 SDS–PAGE 电泳 1 道为 X–Y 蛋白结合复合物，电泳 2 道为不与 Y 蛋白结合的物质。

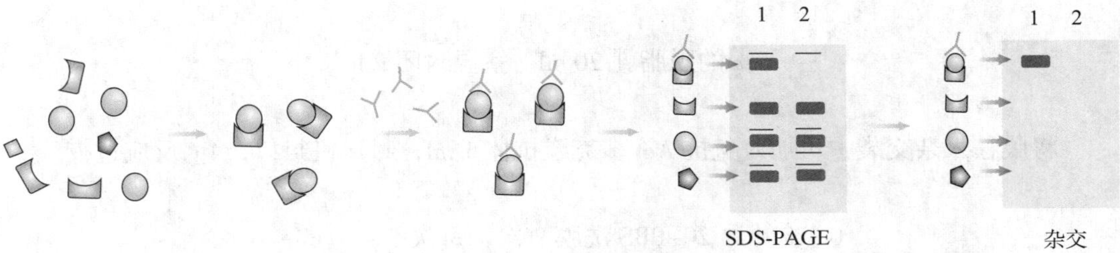

图 6–2　三分子免疫共沉淀示意图

1. 试剂与器材

（1）Protein G。

（2）组织匀浆缓冲液：50 mmol/L Tris–HCl（pH7.5）+ 150 mmol/L NaCl + 1 mmol/L 苯甲基磺酰氟（PMSF）+ 4 μg/ml 亮抑酶肽 + 1 μg/ml 抑肽酶。

（3）2 × SDS 上样缓冲液。

（4）SDS–PAGE 电泳试剂及材料。

（5）PVDF 膜。

（6）兔抗 Act A 多克隆抗体（1：500）。

（7）鼠卵泡抑素（FS）单克隆抗体（1 mg/ml）。

（8）DAB 显色缓冲液。

2. 基本流程

组织匀浆①

↓

2 500 r/min，4℃离心 10 min，回收上清

↓

15 000 r/min，4℃离心 20 min，回收上清

↓

1 ml 组织上清内加入 20 μl Protein G 凝胶，4℃旋转混合 60 min ②

↓

2 000 r/min，4℃离心 5 min，回收上清液

↓

1 ml 组织上清内加入 2 μg 鼠抗 FS 单克隆抗体，4℃旋转混合 1 ~ 2 h

↓

再加入 20 μl Protein G 凝胶，4℃旋转混合 30 min

静止后弃上清，20 倍凝胶体积的 1 × PBS 洗涤凝胶 3 次③

↓

加入 20 μl 2 × SDS 上样缓冲液，100℃煮沸 3 ~ 5 min，1 000 r/min 离心 1 min

取上述样品 5 ~ 10 μl，SDS-PAGE 分离④

↓

电转印至 PVDF 膜

↓

5% 的脱脂乳 20 ml，室温封闭 2 h

↓

将膜移入杂交袋中，加入兔抗 Act 多克隆抗体 1 ml，封口机封口，4℃反应过夜

↓

0.2% 吐温 20-PBS 洗膜 3 次，每次 5 ~ 10 min

↓

将膜移入新杂交袋中，加入 1∶1 000 稀释的羊抗兔 IgG 抗体 1 ml，室温反应 3 ~ 4 h

↓

洗膜 3 次，加入 1 ml DAB 显色液，室温反应 5 ~ 10 min，出现明显显色带后，用 1 × PBS 洗

［关键点］

（1）组织细胞中含有目的蛋白 X（Act）及 Y（Fs），二者具有特异结合能力。采用高速分散匀浆器制备组织匀浆时，应在冰浴中进行，防止过热引起蛋白质变性。

（2）目的是除去组织中预先存在的可与 Protein G 特异或非特异结合的蛋白，提高人工加入的抗体与 Protein G 的结合力，降低实验本底。

（3）如果膜转印后检测的蛋白带过多、非特异着色过深，可以采用含 0.5% ~ 1.0% NP-40 或 0.05% ~ 0.1% 吐温 20-PBS 洗净液，减少低亲和力杂蛋白的非特异性结合。

（4）此后的操作与免疫印迹相同。

四、免疫沉淀中常见问题及分析

免疫沉淀中常见问题及其原因和解决方法见表 6-3。

表 6–3　免疫沉淀中常见问题及分析

问题	原因	解决方法
1. 高背景	去污剂不溶性的蛋白质残留	离心后立即去除上清。沉淀中留有不溶性蛋白质，如果沉淀再次悬浮则需再次离心
	洗涤不充分	盖上管盖离心前反复颠倒几次
	非特异性蛋白质与琼脂糖珠结合	琼脂糖珠对细胞裂解液预封闭不充分
	使用的抗体特异性不够	使用亲和纯化的抗体，最好预先吸附
	太多抗体导致非特异性结合	预试抗体用量，尝试使用更少的抗体
	细胞裂解液中含有太多细胞或太多蛋白质，导致洗脱液中有很多多余的（假阳性）蛋白质	减少细胞数量或裂解液使用。推荐使用 10 ~ 500 μg 细胞裂解液
	蛋白与抗体非特异性结合	如果有很多非特异性结合的蛋白质，可以尝试减少琼脂糖珠数量。也可以在开始免疫沉淀实验之前预先孵育琼脂糖珠来预清除裂解液
2. 没有检测到目标蛋白质	所用样品中不表达或低水平表达目标蛋白质	检查目标蛋白质的表达谱，以确保它会在样品来源的细胞中表达。如果目标蛋白质低水平表达，增加裂解液的使用量，并在开始免疫沉淀之前进行裂解液预清除
	没有足够的抗体捕获目标蛋白质	检查抗体的建议使用量，增加抗体浓度
	抗体没有结合免疫吸附磁珠	确保所用磁珠与抗体亚型匹配
	使用的裂解液不正确	检查抗体是否能检测变性蛋白质或天然蛋白质，并确保使用正确的裂解液
	目标蛋白质没有从磁珠上洗脱	确保使用的洗脱缓冲液是正确的，并且是洗脱蛋白质所需的正确强度和 pH

（陈芳芳）

第七章 免疫细胞化学技术

免疫细胞化学技术指应用免疫学和生物化学反应原理，利用抗原抗体特异性反应及生物化学反应高敏感性的特点，对细胞中的特定抗原（或抗体）进行定位、定性及定量检测的一种技术。为了显示和观察细胞及组织中抗原抗体反应结果，需要预先将某种示踪性物质结合到特定的抗体或抗原上，借助示踪物显示的荧光或酶底物的有色反应、高电子密度或放射性等，在光学显微镜、荧光显微镜或电子显微镜下进行定性、定位或定量检测。根据实验所用示踪物的不同，一般将免疫细胞化学技术分为免疫荧光技术（immunofluorescence technique）、免疫酶技术（immunoenzyme technique）、亲和组织化学技术（affinity histochemistry）和免疫金银技术（immnogold-silver technique）等，其中以免疫荧光技术及免疫酶技术最为常用。

伴随高灵敏检测技术及高特异性单克隆抗体的广泛应用，免疫细胞化学技术已经在科学研究及临床中得到极为广泛的应用。免疫细胞化学技术可以用来研究细胞的结构与功能，还能分析分子间的相互作用，在细胞学、微生物学、诊断学、毒理学等方面得到广泛的应用。①在细胞学方面的应用：免疫细胞化学技术可以对单一细胞中抗原性物质进行准确、敏感检测，并可作亚细胞器官分布定位、蛋白质的转运轨迹示踪等。②在微生物学方面的应用：免疫细胞化学技术不仅可以测定细胞，也可以对细菌中的抗原进行精确测定，因此，主要用于菌种鉴定和抗原结构分布研究等。③在诊断学中的应用：肿瘤细胞来源的特异性鉴别及肿瘤良、恶性的辅助诊断，检测抗核抗体等自身抗体，辅助自身免疫病诊断。④在毒理学上的应用：观察药物或毒素对细胞生长状态的影响。

第一节 免疫细胞化学染色

本节以免疫荧光技术和免疫酶技术为例，介绍免疫细胞化学染色技术的实验过程。

一、试剂及器材

（一）试剂

1. 0.01 mol/L pH7.4 PBS（磷酸盐缓冲液）。
2. 3% H_2O_2。
3. 4% 多聚甲醛。
4. 0.5% 多聚赖氨酸（poly-L-lypsine）水溶液。
5. 0.5% Triton X-100。

6. 二甲苯。

7. 80% 和 90% 乙醇。

8. DAB-H_2O_2 底物缓冲液。

9. 0.05 mol/L Tris-HCl pH7.6。

10. 抗体稀释液：1%BSA-PBS。

11. 荧光封片剂（缓冲甘油溶液 pH9.5）

0.5 mol 碳酸盐缓冲液	10%
0.5 mol $NaCO_3$	25%
0.5 mol $NaHCO_3$	75%
甘油（无荧光）	90%

（二）器材

载玻片、光学显微镜、恒温箱、冰箱、湿盒、染色缸、玻片架、玻璃笔、镊子、培养皿、加样器（20 ~ 1 000 μl）、定时器、微量离心管、滤纸片等。

二、基本流程

1. 细胞玻片的制备

（1）培养细胞法（贴壁生长的细胞）

将无菌处理盖玻片放到 12 孔培养板中

↓

加入适量对数生长期的贴壁生长细胞悬液

↓

37℃，5% CO_2 孵箱中，过夜培养

↓

细胞可自然贴附于盖玻片上

↓

用镊子将盖玻片取出，浸入 0.01 mol pH7.4 PBS 中洗 3 次，每次 5 min

（2）离心涂片（cytospin）法（悬浮生长的细胞或细胞悬液）

制备 $0.2 \times 10^5 \sim 1 \times 10^5$/ml 的细胞悬液

↓

取 50 μl 细胞悬液，加入细胞涂片机（cytospin）样品槽内

↓

室温，1 000 r/min 离心 2 min，细胞均匀分布于载玻片上

↓

浸入 0.01 mol/L pH7.4 PBS 中洗 3 次，每次 5 min，晾干后备用

2. 免疫染色（间接法）

（1）抗体的选择

1）第一抗体（Ab1）的准备：第一抗体的选择是实验最关键的部分，应尽可能选用高效、高特异性的第一抗体。第一抗体一般选多克隆抗体，多克隆抗体经特异性抗原亲和

层析纯化即可除去非特异性，还能提高抗体的效价，借以消除低效价杂抗体的干扰，如果稀释液中加 1% BSA-PBS 效果更佳。一般应以特异性染色较强且无非特异性背景着色为理想的抗体稀释度，通常采用间接 ELISA 法所测效价 10 ~ 20 倍的抗体稀释度作为工作浓度，进而进行细胞化学染色。

2）第二抗体（Ab2）的选择：针对第一抗体的第二抗体有酶和荧光标记两种抗体，二者在检测中各有优缺点，酶标抗体敏感度相对较低，荧光抗体非特异背景常常较深。哺乳动物间由于存在较广泛的交叉免疫反应，因此第二抗体在使用前，最好用与第一抗体同种动物的正常 IgG 作亲和层析纯化，获得与第一抗体起特异反应的组分。另外还要经过与所染标本种类相同的正常人或动物血清作亲和吸附，以除去对组织非特异反应的假阳性部分，而仅保留对第一抗体 IgG 的特异性反应。

*注：抗体是一种大分子的蛋白质，抗体活性与其结构的完整性相关。因此，为了保证其有效的生物学活性，抗体应尽可能在高浓度下保存，分装稀释的工作液可短期内在 4℃保存，并避免细菌污染。

（2）酶标记抗体法：未标记的特异性抗体（Ab1）与细胞标本中的抗原相结合，再用酶标记的特异性抗体（Ab2）与结合在抗原上的 Ab1 起反应，继而加入底物显色，显色的程度与抗原抗体的结合量在一定程度上成正比。一种酶标记的 Ab2 可与多种 Ab1 结合，如 Ab2 为羊抗兔 IgG 的抗体，则可与所有来源于兔的 Ab1 反应。反应原理如图 7-1 所示。

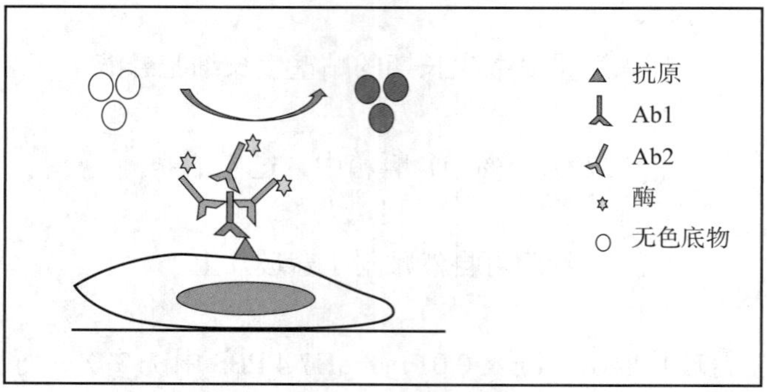

图 7-1　免疫酶细胞化学染色示意图

1）操作流程

制备好的细胞玻片用 4% 多聚甲醛固定 30 min

↓

浸入 0.01 mol pH7.4 PBS 中漂洗 3 次，每次 5 min，洗去固定液

↓

0.5% Triton X-100 中孵育 10 min，渗透细胞膜

↓

浸入 0.01 mol/L pH7.4 PBS 中洗 3 次，每次 5 min

↓

3% H_2O_2 处理 30 min，封闭细胞内源性过氧化物酶

↓

浸入 0.01 mol/L pH7.4 PBS 中洗 3 次，每次 5 min

↓

滴加 5%～10% 同种动物血清，室温，放湿盒中封闭 30 min

↓

滴加合适稀释度的一抗，湿盒内，4℃过夜
首次实验需作同型 Ig 对照

↓

浸入 0.01 mol/L pH7.4 PBS 中洗 3 次，每次 5 min

↓

滴加合适稀释度的酶标二抗，置湿盒内，37℃孵育 30 min

↓

浸入 0.01 mol/L pH7.4 PBS 中洗 3 次，每次 5 min

↓

加入新鲜配制的 DAB–H_2O_2 底物缓冲液避光室温显色 5 min
在光镜下控制反应强度（棕色），双蒸水终止显色

↓

浸入 0.01 mol/L pH7.4 PBS 中洗 3 次，每次 5 min

↓

经 80%，90%，2×100% 乙醇脱水，二甲苯透明，每步均为 5 min
室温放置数秒，使二甲苯大部分蒸发掉，勿干透

↓

滴加中性树脂，封片

↓

在光学显微镜下观察

2）结果判定：抗原抗体结合部位呈棕色。

（3）荧光抗体法：用已知待检测抗原特异性未标记抗体（Ab1）与细胞膜或细胞内的抗原结合，再用荧光素标记的抗体（Ab2）与结合在抗原上的 Ab1 相结合，形成抗原－抗体－荧光抗体三分子复合物，最后在荧光显微镜下观察结果。反应原理如图 7–2。

此外，免疫荧光法还可以利用双染法或三染法进行两个分子的相互作用分析、分子的细胞器定位（如细胞膜、内质网、线粒体等）检测或者细胞内蛋白质的转运示踪及细胞间的相互作用。

1）两个分子的相互作用检测：检测 A 分子和 B 分子是否相互作用，可以先分析两者是否有共定位情况，利用不同荧光（如红色荧光及绿色荧光）标记的 Ab2 分别与抗 A 和抗 B 的特异性抗体（Ab1）结合，如出现黄色荧光，则表明 A 和 B 分子有共定位情况。

2）分子的细胞器定位或者蛋白质的转运示踪：利用细胞器的标志分子（如 A 分子为已知膜蛋白）与目的分子（B 分子）结合，进行细胞膜定位检测或者细胞蛋白质的转运示踪（如 B 分子从细胞内转运到细胞膜上）。

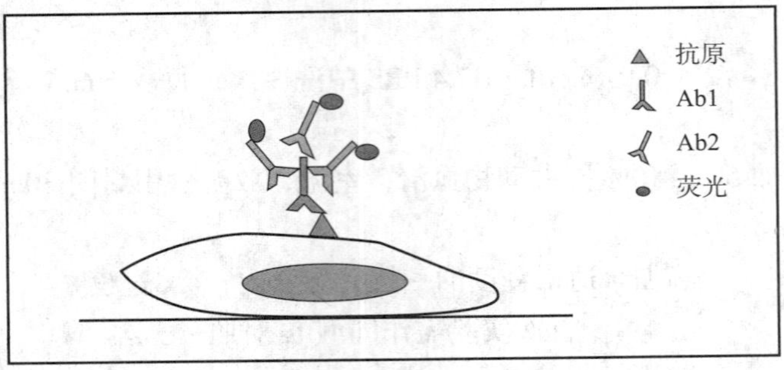

图 7-2　免疫荧光细胞化学染色示意图

3）细胞间的相互作用：将两种细胞分别用不同荧光标记，可以分析细胞间接触、杀伤、驯化等生物学活动，还可以进行动态成像，观察整个过程。

双重免疫荧光染色的原理见图 7-3。

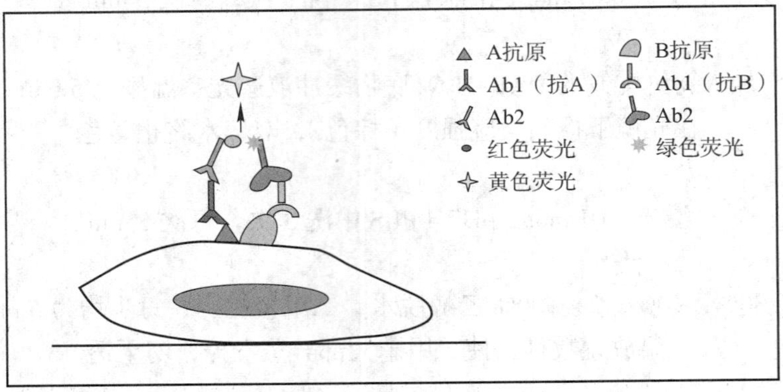

图 7-3　免疫荧光细胞化学双染色示意图

实验操作流程如下：

第 1 至 9 步与酶标抗体法相同

↓

滴加合适稀释度的荧光标记的二抗，放入湿盒内，37℃ 30 min

↓

用 0.01 mol/L pH7.4 PBS 洗涤 3 次，每次 5 min

↓

经 80%，90%，2 × 100% 乙醇脱水，二甲苯透明，每步均为 5 min
室温放置数秒，使二甲苯大部分蒸发掉，勿干透

↓

滴加 1 滴抗荧光淬灭封片剂封片

↓

在荧光显微镜下观察，照相

［关键点］

（1）如果贴壁细胞贴壁紧密，可直接在无菌的盖玻片上培养细胞；如细胞贴壁性较差，出现脱片或贴壁不均现象时，盖玻片要经过黏附剂的处理，再进行细胞培养。将盖玻片浸入0.5%多聚赖氨酸浸泡几秒钟便可取出，然后自然晾干或37℃下烘干待用。干燥过程中注意避免尘埃污染。处理好的玻片通常可存放一定时间（室温1个月以上，4℃更长）。在配制多聚赖氨酸时通常先将其配成工作浓度10～50倍浓度的储存液，冷冻或冷藏保存，该液可以反复冷冻。

（2）为了提高多数抗原的分辨率，要选择生长状态好的细胞，一半为对数生长期的细胞。铺板细胞的数量要预先进行摸索，还要考虑继续培养的时间，实验结束时保证培养板内细胞数量适中，应避免细胞生长过密或重叠。

（3）组织内的过氧化物酶可与DAB发生显色反应，从而产生非特异染色，因而消除内源性过氧化物酶对减少非特异染色十分重要。不同的细胞中过氧化物酶的含量不同，因而需要根据细胞类型，调整H_2O_2浸泡的时间，使其充分反应。

（4）细胞培养液中含有血清，如果洗涤不完全，可能会发生非特异抗体结合。为了防止非特异抗体结合，可使用10%同种动物血清先进行孵育，该动物血清应与第二抗体的动物种属一致，否则会引起抗体非特异性黏附或交叉反应。

（5）内源性酶或生物素丰富的组织，如肝、肾等，需要饱和处理内源性生物素，在亲和素－生物素－复合物法（avidin-biotin-enzyme complex，ABC法）或链霉亲和素－过氧化物酶连接法（streptavidin-perosidase，SP法）染色前将切片浸于0.01%亲和素–PBS溶液中处理15 min，PBS清洗2次后，0.05%生物素–PBS溶液中处理15 min。

（6）倾去多余封闭血清，滴加抗体后，可轻轻摇动，使残留的封闭血清与一抗混匀，避免假阴性小区的出现，使染色均匀。

（7）低温长时间孵育可有效地降低所用抗体的浓度，有利于提高染色质量，节省抗体。一般情况下，一抗孵育条件为4℃过夜，但也可37℃孵育1 h，只要控制好温度即可。一抗的稀释度对染色效果十分关键，可用抗体说明书中的使用浓度作为参考，进行梯度测试，找出实际的最佳使用浓度。另外，对照的设立：①空白对照／阴性对照：第一抗体由PBS或其他无关抗体代替。②阳性对照：用含已知靶抗原的细胞玻片作阳性对照。③吸收实验对照：用过量靶抗原与第一抗体混合，使之结合而沉淀，再用此被吸收沉淀的抗体进行免疫组化实验，结果应为阴性。但因需大量的靶抗原，故难以进行。

（8）涂片法制备的细胞玻片，PBS冲洗后，用吸水纸吸去细胞玻片样本周围的液体，注意勿使细胞涂片干燥。尽快滴加二抗，轻轻摇动玻片数秒，以利于二抗与一抗结合。不宜用纱布代替吸水纸擦去多余的水分，以免棉纤维黏附到玻片上。

（9）DAB粉末溶解时，常有一些不溶性颗粒，这些颗粒须经过滤除去，否则可能沉积于切片组织上，产生斑点状着色。另外，DAB保存不妥产生氧化物亦可沉积于切片上。因此，需将DAB保存于避光干燥处，现用现配，临用前加H_2O_2。孵育时间过长也会导致背景染色。DAB显色时，H_2O_2浓度过高可使显色反应过快而致背景加深，过量的H_2O_2还能抑制酶的活性，故H_2O_2浓度要适中。

（10）荧光抗体法中可根据实验的具体需要，选择抗体颜色，进行单染、双染或三重染色。多重染色时，要特别注意一抗和二抗的种属特异性，避免出现交叉反应。常见的荧光素见表7–1。

表7–1 常见荧光素特性

荧光素名称	最大吸收波长	最大发射波长	荧光颜色
异硫氰酸荧光素（fluorescienisothiocyanante，FITC）	490 ~ 495 nm	520 ~ 530 nm	呈亮黄绿色荧光
四甲基罗丹明B200（tetramethyl rhodamine B200，RB200）	570 nm	595 ~ 600 nm	呈橙红色荧光
四甲基异硫氰酸罗丹明（tetramethyl rhodamine isothiocyanate，TMRITC）	550 nm	620 nm	呈橙红色荧光
藻红蛋白（phycoerythrin，PE）	566 nm	574 nm	呈亮红色荧光
别藻蓝蛋白（allophycocyanin，APC）	650 nm	662 ~ 664 nm	呈蓝色荧光

封片剂应无自发荧光，无色透明。荧光亮度在pH8.5 ~ 9.5时较强，且不易淬灭。常用缓冲甘油液作为封片剂，最近国外很多公司有延长光半衰期的新型封片剂出售，可保证荧光染色至半个月以上不衰减。荧光显微镜每次使用时间应在2 h以内，因为时间过长，将使超高压汞灯的发光亮度下降，荧光减弱。

三、常见问题及解决办法

免疫细胞化学染色常见问题及其解决办法见表7–2。

表7–2 常见问题及解决办法

常见问题及原因	解决办法
染色过强	
一抗浓度过高	梯度降低一抗浓度，找到适宜浓度
孵育温度过高	4℃过夜
DAB显色时间过长	显色时间不能超过15 min，显微镜下观察有明显显色时用双蒸水终止反应
非特异性背景染色	
操作过程中冲洗不充分	PBS冲洗3次，每次5 min
试剂蒸发，干片	保证湿盒的湿度和液体量
细胞中含有过氧化物酶未阻断	延长3%H_2O_2孵育时间
血清蛋白封闭不充分	延长血清蛋白封闭时间，37℃孵育
一抗非特异性高	更换成高特异性一抗

续表

常见问题及原因	解决办法
染色弱	
标本固定不当，抗原丢失	重新制备标本
一抗浓度过低	提高抗体浓度
滴加试剂时缓冲液未沥干，致使试剂稀释	加试剂前尽可能沥干玻片上多余缓冲液（禁干燥）
染色阴性	
操作步骤错误	重新试验，设立阳性对照
组织中无抗原	设立阳性对照，以验证实验结果
一抗或二抗种属连结错误	正确连结一抗二抗种属无误
试剂中一种或多种试剂活性下降	逐个测试排除

第二节 应用举例

小鼠腹腔巨噬细胞抗激活素抗体染色——细胞玻片法。

1. 试剂与材料

（1）5%FCS-RPMI-1640 培养液。

（2）小鼠。

（3）12 孔培养板。

（4）兔抗激活素抗体。

（5）生物素标记羊抗兔 IgG。

（6）ABC 试剂（亲和素 - 生物素 -HRP）。

（7）DAB-H_2O_2 底物。

2. 基本流程

无菌条件下取小鼠腹腔液

↓

用培养液调细胞浓度至（1～5）$\times 10^5$/ml

↓

4% 多聚赖氨酸处理后的无菌盖玻片，放在 12 孔培养液中，每孔加入小鼠腹腔巨噬细胞悬液 1 ml，37℃，5% CO_2 培养 24 h

↓

取出盖玻片，经 1 × PBS 漂洗 3 次，用 4% 多聚甲醛固定 30 min

↓

浸入 0.01 mol pH7.4 PBS 中漂洗 3 次，每次 5 min，洗去固定液

↓

0.5% Triton X-100 中孵育 10 min，渗透细胞膜

↓

浸入 0.01 mol/L pH7.4 PBS 中洗 3 次，每次 5 min

↓

3% H_2O_2 处理 30 min，封闭细胞内源性过氧化物酶

↓

浸入 0.01 mol/L pH7.4 PBS 中洗 3 次，每次 5 min

↓

滴加 5%～10% 同种动物血清，37℃，湿盒中封闭 30 min，以防止非特异性吸附

↓

加入兔抗激活素 IgG 抗体（1∶600 稀释）50 ml，4℃过夜

↓

1×PBS 漂洗 3～4 次

↓

生物素标记的羊抗兔 IgG 抗体 50 ml，室温避光反应 60 min

↓

1×PBS 漂洗 3～4 次

↓

加入 ABC 复合物 1 滴，37℃，反应 20 min

↓

1×PBS 漂洗 3～4 次

↓

加入新鲜配制的 DAB–H_2O_2 底物缓冲液避光室温显色 5 min
在光镜下控制反应强度（棕色），双蒸水终止显色

↓

浸入 0.01 mol/L pH7.4 PBS 中洗 3 次，每次 5 min

↓

苏木精复染

↓

浸入 0.01 mol/L pH7.4 PBS 中洗 3 次，每次 5 min

↓

经 80%，90%，2×100% 乙醇脱水，二甲苯透明，每步均为 5 min
室温放置数秒，使二甲苯大部分蒸发掉，勿干透

↓

滴加中性树脂，封片

↓

在光学显微镜下观察结果（图 7–4）

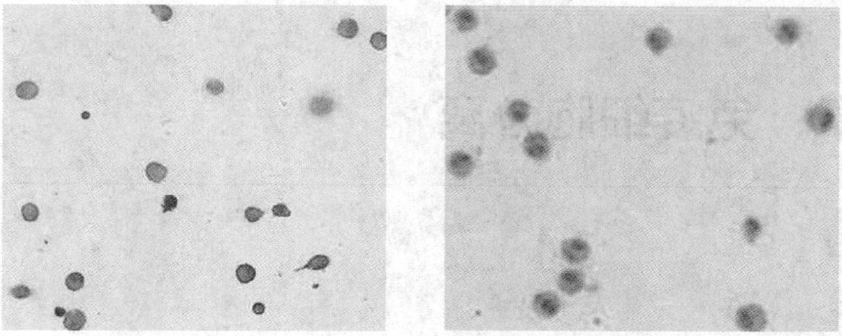

兔IgG　　　　　　抗激活素抗体

图 7-4　小鼠腹腔巨噬细胞免疫酶染色

（闫东梅）

第八章 免疫细胞分离

免疫细胞（immunocyte）指所有参与免疫应答或与免疫应答相关的细胞，包括三大类别：单核吞噬细胞系统［单核细胞、巨噬细胞、树突状细胞（dendritic cell，DC）］，淋巴细胞系统［T 细胞、B 细胞、自然杀伤细胞（natural killer cell，NK 细胞）］，以及粒细胞系统（中性粒细胞、嗜酸性粒细胞、嗜碱性粒细胞）。测定细胞免疫功能首先要从人或动物外周血或组织中分离纯化细胞，如淋巴细胞、巨噬细胞、粒细胞等。免疫细胞的分离和制备是免疫学研究中比较基础且常用的技术，其分离方法主要有：①根据细胞属性（如黏附性）和功能等进行分离，有玻片黏附分离法、尼龙毛分离法，各种淋巴细胞的黏附能力依次为单核细胞 / 巨噬细胞 > DC = 抗体产生细胞 > B 细胞 > T 细胞；②根据细胞的密度进行分离，包括聚蔗糖 – 泛影葡胺（ficoll–hypaque）密度梯度离心、Percoll 非连续性 / 连续性密度梯度离心；③根据细胞表面标记进行分离，包括 E 花环沉淀分离技术、免疫磁珠分离术（MACS）及流式细胞术（flow cytometry，FCM）、补体细胞毒分离法、淘选法（panning）等。采用何种分离技术，应根据实验目的要求选择，但总的原则，应保证分离得到的细胞的数量、纯度、活力能够达到实验要求，使用的分离方法尽可能简便易行。

第一节 外周血免疫细胞分离

一、低渗法分离外周血白细胞

外周血免疫细胞即白细胞。外周血的细胞成分包括白细胞、红细胞和血小板，除去红细胞和血小板即可获得全部种类的外周血白细胞。红 / 白细胞的比例在（600 ~ 1 000）：1。红细胞由于不耐低渗，可被低渗液裂解；而血小板一般较小，裂解红细胞后可通过离心的方法除去。

（一）蒸馏水处理法

1. 试剂与材料

（1）人外周静脉血。

（2）1.8% 氯化钠溶液，无 Ca^{2+}、Mg^{2+} Hank's 液，无菌双蒸水。

（3）10% FCS–RPMI–1640 培养液。

（4）肝素溶液：用生理盐水配制成 125 ~ 250 U/ml 溶液，4℃保存备用。

（5）无菌试管、离心管及毛细吸管。

2. 基本流程

（1）静脉抗凝血制备：无菌采集静脉血注入盛有肝素的无菌离心管内（每毫升血加 0.1 ml 125 ~ 250 U/ml 肝素溶液），立即轻轻摇匀，使血液抗凝，再用无菌吸管加入等体积的 Hank's 液稀释血液（血液稀释后黏稠度降低，有利于细胞的分离）。

（2）取上述抗凝血 2 ml，轻轻混匀，静置于室温或 37℃恒温箱中 30 ~ 60 min，待血液自然分层，最底部为红细胞层，其顶部有一层灰白色薄膜的白细胞层（图 8–1）。

（3）用毛细吸管吸取灰白色白细胞层，移入加有 5 ml Hank's 液的试管中，轻轻混匀，2 000 r/min 离心 10 min，弃上清，重复洗细胞 2 次。

（4）向上述细胞中加入 1 ml 蒸馏水裂解红细胞，轻轻振荡 20 s 后，迅速加入等体积 1.8% 氯化钠溶液，使液体成等渗。再加入 2 倍体积的 Hank's 液混匀，1 000 r/min 离心 5 min，弃上清，重复洗细胞 2 次。

（5）离心后的沉淀细胞用适量 10%FCS–RPMI–1640 液重悬，计数，调细胞至所需浓度。

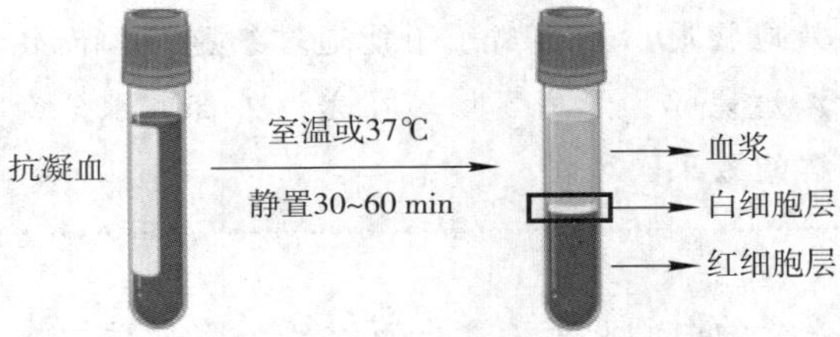

图 8–1　抗凝血静置分层示意图

［关键点］

（1）血液样品应注意避免血源性传染病的污染。

（2）如血液用 Hank's 液稀释 1 ~ 2 倍，可提高淋巴细胞收获率。若同时需采集血浆，则不稀释血液。

（3）细胞悬液应充分混匀，避免细胞丢失。加入蒸馏水后时间不能过长，应轻柔颠倒混匀，避免损伤细胞活性。

（4）由于免疫细胞在 Ca^{2+}、Mg^{2+} 环境下具有不同程度的黏附特性，稀释血液或洗细胞应用不含 Ca^{2+}、Mg^{2+} 的 Hank's 液，防止细胞黏附，提高分离纯度，减少细胞损耗。

（二）氯化铵处理法

1. 试剂与材料

（1）Gey 溶液母液 A：NaCl 35.0 g，KCl 1.85 g，$Na_2HPO_4 \cdot 12H_2O$ 1.5 g，KH_2PO_4 0.119 g，葡萄糖 5.0 g，酚红 50 g，将上述试剂加蒸馏水至 1 000 ml，10 磅高压蒸汽灭菌 15 min。（可用 35.9 g NH_4Cl 代替上列 NaCl，但要补加优质明胶 5 g）

（2）Gey 溶液母液 B：$MgCl_2 \cdot 6H_2O$ 0.42 g，$MgSO_4 \cdot 7H_2O$ 0.14 g，$CaCl_2$ 0.34 g，溶于

蒸馏水 100 ml 中，10 磅高压蒸汽灭菌 15 min。$NaHCO_3$ 溶液：称取 $NaHCO_3$ 2.25 g，溶于蒸馏水 100 ml 中，高压灭菌。

（3）应用液：取母液 A 20 ml，蒸馏水 70 ml 及母液 B 5 ml，混合后加 $NaHCO_3$ 溶液 5 ml。

（4）人外周静脉血。

（5）无菌试管、离心管及毛细吸管。

2. 基本流程

（1）和（2）同蒸馏水处理法。

（3）在白细胞悬液中加入含氯化铵的 Gey 溶液 1 ml，轻摇 2 min，裂解红细胞。

（4）加等量不含氯化铵的 Gey 溶液混匀，2 000 r/min 离心 10 min，弃上清。

（5）沉淀细胞用适量 10% FCS–RPMI–1640 液重悬，计数，调细胞至所需浓度。

[关键点]

氯化铵是主要效应物质，氨根离子不能通过细胞膜，而其他离子可以通过，造成细胞内外的离子浓度差异，形成了渗透压差，外部的水分会扩散至细胞内，使红细胞膨胀，达到裂解的效果。

*注：上述低渗法获得的白细胞悬液，含有淋巴细胞、粒细胞、单核细胞和小部分血小板，其中淋巴细胞占 60%～70%。血小板可用离心方法去除。

二、密度梯度离心法分离外周血单个核细胞

外周血单个核细胞（peripheral blood mononuclear cell，PBMC）包括淋巴细胞和单核细胞，依据细胞的相对密度不同，可通过密度梯度离心的方法将单个核细胞从外周血中分离出来。人外周血中各种细胞的密度见表 8–1。人单个核细胞分层液的密度为 1.077，将外周血置于分层液上，经过离心后，细胞则按相应密度梯度分布在不同的层面上，从而将单个核细胞分离出来。密度梯度离心法包括聚蔗糖 – 泛影葡胺分离法和聚乙烯吡咯烷酮（percoll）分离法。

表 8–1 免疫细胞的漂浮密度

细胞	漂浮密度	细胞	漂浮密度
红细胞	1.090 ~ 1.110	淋巴细胞	1.052 ~ 1.077
嗜酸性粒细胞	1.090 ~ 1.095	B 细胞	1.062 ~ 1.075
嗜中性粒细胞	1.080 ~ 1.085	T 细胞	1.065 ~ 1.077
单核细胞	1.050 ~ 1.066	淋巴母细胞	1.065 ~ 1.077
血小板	1.030 ~ 1.060	自然杀伤细胞	1.050 ~ 1.070

（一）聚蔗糖－泛影葡胺分离法

聚蔗糖－泛影葡胺（ficoll-hypaque）是密度梯度离心法常用的分层液，该分层液的主要成分是一种合成的蔗糖聚合物，具有高密度、低渗透压、无毒性的特点。分离后分布由上至下依次为：血浆、单个核细胞层、分层液、粒细胞和红细胞层（图 8-2）。

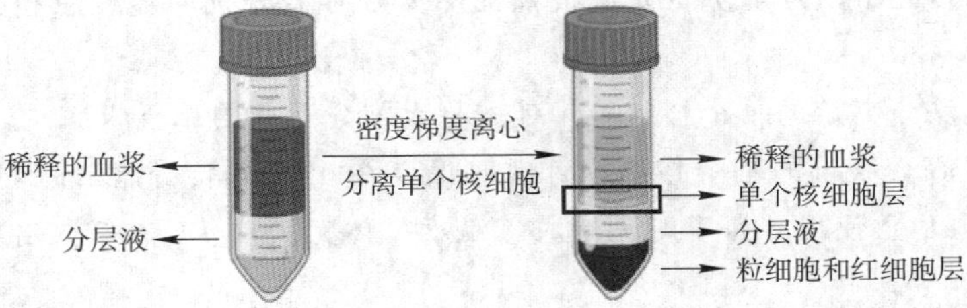

图 8-2　Ficoll 密度梯度离心示意图

1. 试剂

（1）肝素溶液。用生理盐水配制成 125 ~ 250 U/ml 溶液，4℃保存备用。

（2）淋巴细胞分层液（ficoll-hypaque 分层液），相对密度为 1.077 ± 0.001。

（3）无 Ca^{2+}、Mg^{2+} Hank's 液。

（4）10%FCS-RPMI-1640 培养液。

（5）0.5% 台盼蓝染液。

2. 基本流程

（1）静脉抗凝血制备：制备方法见“低渗法分离外周血白细胞”。

（2）加样：吸取 2 ml 淋巴细胞分层液，注入 10 ml 离心管中，然后将 4 ml 稀释的血液沿试管壁缓慢加至分层液顶部。

（3）分离：2 000 r/min 室温离心 15 min，管内液体自上而下可分为以下 4 层：血浆及绝大部分血小板、单个核细胞层（灰白层）、细胞分层液、红细胞及粒细胞。

（4）回收：将无菌滴管直接插入灰白层，轻轻吸出灰白的单个核细胞至新的离心管中，再用 3 倍体积的 Hank's 液洗涤，1 500 r/min 离心 5 min，重复洗涤 2 次；再用 10% FCS-RPMI-1640 培养液重悬细胞，计数，调整细胞至所需浓度。一般健康成人每毫升血可获得（1 ~ 2）× 10^6 个单个核细胞，其中 90% 是淋巴细胞，部分是单核细胞。

（5）活力检测：用 0.5% 台盼蓝检查所分离细胞的存活率，死细胞由于膜的通透性增强而染为蓝色。细胞活性一般应 > 95%。

［关键点］

（1）将血液进行二倍稀释可降低血液黏稠度和红细胞的聚集，提高单个核细胞收获量。

（2）血液加于淋巴细胞分层液面时，不要打破外周血与分层液的界面，界面一旦打破会严重影响各类细胞的分离效果。可倾斜离心管，并将移液枪头靠近分离液液面缓慢滴加。

（3）由于分离液密度会受温度影响而改变，离心最适温度为 18～20℃。温度过低，淋巴细胞丢失增多；温度过高，会影响淋巴细胞活性。

（4）离心速度为 2 000～2 500 r/min，离心时间 10～15 min，如果分层不全，可延长离心 5 min。为了防止分层被扰乱，离心时离心机加速度应稍微降低，刹车调为零。

（5）洗涤分离后的单个核细胞，可去除大部分混杂的血小板。

（6）离心后获得的单个核细胞可暂时保存在 4℃冰箱，降低细胞代谢活动，并在 24 h 之内尽量使用。为了避免造成“温度”休克，从 4℃冰箱取出时注意不要迅速升温。

（二）聚乙烯吡咯烷酮硅胶分离法

Percoll 是一种经聚乙烯吡咯烷酮（PVP）处理的硅胶颗粒，具有等渗、低黏度、无毒性及不引起细胞聚集等优点。Percoll 密度离心可分为连续密度梯度离心和不连续密度梯度离心。前者利用 Percoll 液经高速离心后可自然形成一个连续密度梯度，从而将相对密度不等的细胞分离出来，其分布由上至下依次为：死细胞组分及血小板、单核细胞、淋巴细胞及红细胞和粒细胞。后者则是将 Percoll 配置成不同的浓度，按照从高浓度到低浓度的顺序依次加入离心管中，最后加上待分离的细胞悬液，离心后可将细胞按照密度的不同而分离出来。下面以不连续密度梯度离心法为例说明细胞分离的过程。

1. 试剂与器材

（1）不同浓度 Percoll 溶液配置

10×PBS（1.5 mol/L）：NaCl 10 g，KCl 2.5 g，Na_2HPO_4 14.4 g，KH_2PO_4 2.5 g，加水至 1 000 ml，高压灭菌。（或用 1.5 mol/L NaCl 代替 10×PBS）

Percoll 原液：密度为 1.135。

将一份 1.5 mol/L NaCl 或 10×PBS 与 9 份 Percoll 贮存液混合，制成等渗 Percoll 悬液，此悬液被认为是 100%Percoll，其相对密度为 1.129。根据分离的细胞密度不同选择不同密度的 Percoll 原液，其浓度与相对密度的关系如下：70%Percoll（1.090）、60%Percoll（1.077）、50%Percoll（1.067）、40%Percoll（1.056）、30%Percoll（1.043）、20%Percoll（1.037）。

（2）人抗凝静脉血（制备同前）。

（3）无菌试管、滴管及毛细吸管。

2. 基本流程

（1）取 10 ml 试管，加入 2 ml 相对密度为 1.077 的 Percoll。

（2）将 4 ml 已稀释的抗凝血缓慢加至 Percoll 液顶部，1 500 r/min 离心 10 min，单个核细胞位于血浆和 Percoll 液之间的界面层，红细胞和粒细胞由于相对密度大而沉淀在 Percoll 层下。

（3）用滴管吸取界面层中的单个核细胞，用 PBS 洗 3 次。用适当的培养液重悬单个细胞，调细胞至所需浓度。台盼蓝拒染法检查细胞存活率。

第二节 单核 / 巨噬细胞分离

单核 / 巨噬细胞（monocyte/macrophage，Mo/Mφ）是调控免疫应答的重要细胞，具有吞噬、杀伤、抗原处理和递呈，以及分泌多种细胞因子和炎症介质等功能。单核细胞存在于外周血液中；巨噬细胞广泛分布在各种组织中，在不同组织中具有不同的名称，在肝称为 Kupffer 细胞，在脑部称为小胶质细胞。可从腹腔渗出细胞、骨髓、脾、淋巴结、胸腺、肝及肺等组织中分离获得巨噬细胞。下面介绍从小鼠腹腔渗出细胞和脾中分离巨噬细胞的方法，以及外周血单核细胞纯化法。

一、小鼠腹腔巨噬细胞分离与纯化

正常小鼠每只可收集腹腔渗出细胞约 1×10^6 个，其中 30% 为巨噬细胞。通过给小鼠腹腔注射刺激物可使巨噬细胞渗出增加，易于分离更多的巨噬细胞。刺激剂的使用及获得细胞的数量见表 8–2。

表 8–2 常用于刺激腹腔细胞渗出的物质

刺激物质	浓度	注射剂量（ml）	细胞采取时间（注射后天数）	获得细胞数量（$\times 10^6$）
血清	原浓度	0.5 ~ 1	2 ~ 3	1 ~ 5
肉胨汤	10%	1 ~ 1.5	3 ~ 5	3 ~ 7
TGC	2.4%	1 ~ 3	3 ~ 5	15 ~ 25
矿物油	原浓度	0.1 ~ 0.5	4 ~ 6	10 ~ 20
淀粉	2% ~ 10%	1 ~ 1.5	3 ~ 5	2 ~ 5
明胶	2% ~ 4%	0.5 ~ 1	3 ~ 5	3 ~ 7

1. 试剂与器材

（1）3% 淀粉：取 3 g 淀粉溶于 100 ml 蒸馏水内，高压灭菌后备用。

（2）10% FCS–RPMI 1640 培养液。

（3）无 Ca^{2+}、Mg^{2+} Hank′s 溶液。

（4）0.02% EDTA–PBS（pH7.4）溶液。

（5）细胞培养用塑料平皿或 6 孔培养板（如需细胞爬片，请准备爬片用无菌盖玻片）手术器具。

（6）小鼠。

2. 基本流程

（1）实验前 2 天，给小鼠腹腔注射 3% 淀粉溶液 1 ml。

（2）脱颈处死小鼠，用酒精棉球消毒，剪开腹部皮肤，用镊子提起腹膜，用 5 ml 注射器向腹腔打入 2 ml 生理盐水，轻揉腹部 1 min 后用镊子提起腹膜，用剪刀将腹膜剪开一小口，用 1 ml 加样器反复吹打腹腔液后吸出腹腔液加入离心管中。

（3）用无 Ca^{2+}、Mg^{2+} Hank's 溶液洗细胞 1 次，离心后用 10% FCS-RPMI 1640 培养液重悬细胞，将细胞悬液加入培养皿或 6 孔板中。37℃贴壁培养 4 h。

（4）轻轻晃动培养皿或培养板，用滴管吸弃上清，再用 Hank's 溶液轻轻洗细胞 2 次。贴壁细胞即为巨噬细胞。

（5）回收细胞：用 3 ml 0.02% EDTA-PBS 消化并收集黏附的细胞，10% FCS-RPMI-1640 培养液离心洗涤 2 次，收获细胞备用。

［关键点］

（1）刺激物的选择：应根据具体实验设计选取合适的刺激物，由于腹腔注射刺激物的不同，所收获的巨噬细胞纯度和活性等均有较大差异。

（2）腹腔液的收取：收取腹腔液时要反复吹打几次，以保证收集腹腔巨噬细胞的数量。

（3）细胞的回收：采用细胞刮回收细胞，容易损伤细胞，活细胞回收率和存活率低。如采用 EDTA 消化法收集细胞，回收率高，而且细胞存活率在 95% 左右。

二、小鼠脾巨噬细胞分离

1. 试剂与材料：同“小鼠腹腔巨噬细胞分离与纯化”。

2. 基本流程

（1）脾细胞悬液制备：小鼠脱颈处死后无菌条件下制备脾细胞悬液，用 10% FCS-RPMI-1640 培养液调细胞浓度 1×10^7/ml，将细胞悬液加入塑料培养皿或 6 孔培养板中，37℃ 5% CO_2 孵育 2 h。

（2）洗细胞：轻轻晃动培养皿，用滴管吸弃未贴壁细胞，再用 Hank's 溶液轻轻洗细胞 2 次。

（3）回收及纯化：方法同前。

［关键点］

（1）小鼠处死后，脾易发生自溶，影响细胞的提取，因此处死后应尽快进行操作。

（2）洗细胞步骤决定细胞分离的纯度，应尽量将未贴壁细胞晃起吸走，可在镜下观察细胞大小等特性判断细胞纯度。

三、外周血单核细胞纯化

单核细胞是体积最大的白细胞，占末梢血白细胞的 3%～5%，相对密度与淋巴细胞略有不同。采用密度梯度分离方法可获得足够数量、高纯度的单核细胞。

（一）Colotta 方法

1. 试剂与材料

（1）聚蔗糖 – 泛影葡胺分层液（相对密度 1.077）。

（2）生理盐水：0.9% 氯化钠溶液。

（3）pH 7.2 PBS 液。

（4）25 mmol/L HEPES–RPMI–1640 培养液（pH7.2）。

（5）46% Percoll 液。

（6）人抗凝静脉血。

（7）无菌离心管、试管及毛细吸管。

2. 基本流程

（1）取生理盐水稀释抗凝血 40 ml（PBS：外周血为 4：1），叠加在 10 ml 分层液上，2 000 r/min 室温离心 20 min。

（2）用滴管插入液面下，回收灰白色单个核细胞，用 PBS 离心洗 2 次，每次 1 500 r/min。

（3）500 r/min 低速离心 10 min，弃上清除去血小板。于沉淀中加入 5 ml 含 10% 小牛血清的 25 mmol/L HEPES–RPMI–1640 液悬浮细胞。

（4）将细胞悬液滴加在 5 ml 46% Percoll 分层液上，2 500 r/min 室温离心 30 min，共获得 3 层：第 1 层为富集单核细胞层（纯度 > 80%），第 2 层有少量单核细胞，第 3 层为淋巴细胞。

（5）收集第 1 层和第 2 层细胞。

（二）密度梯度离心法

1. 试剂配制

A 液：90 g/L 聚蔗糖 15 ml，加 500 g/L 泛影葡胺 10 ml（相对密度 1.14）。

B 液：90 g/L 聚蔗糖 17.5 ml，加 500 g/L 泛影葡胺 10 ml（相对密度 1.13）。

C 液：90 g/L 聚蔗糖 20 ml，加 500 g/L 泛影葡胺 10 ml（相对密度 1.12）。

D 液：90 g/L 聚蔗糖 24 ml，加 500 g/L 泛影葡胺 10 ml（相对密度 1.08）。

2. 基本流程

（1）在 15 ml 离心管中先后加入 2 ml 不同密度分层液 A、B、C、D，制成不连续密度梯度。

（2）于 D 液上叠加已稀释的抗凝血 2 ml，1 000 r/min 离心 40 min。单核细胞层位于血浆与 D 液的交界面。

（3）回收单核细胞层。此方法回收细胞的纯度为 97% ~ 100%。

第三节　淋巴细胞选择性分离

淋巴细胞包括免疫系统中的 T 细胞、B 细胞和 NK 细胞。从淋巴细胞中选择性分离出均质的特殊淋巴细胞群及亚群，对深入研究免疫细胞的分化过程、生物学特性与功能等具有重要的理论与临床意义。根据细胞属性（如黏附性）可采用尼龙毛柱分离法，根据细胞表面标志分子可采用E花环形成分离法、免疫磁珠分离法、流式细胞仪分离法等。

一、T细胞分离

（一）尼龙毛柱分离法

根据B细胞易与尼龙毛纤维表面黏附而T细胞不易黏附的特点，可将T细胞与B细胞分离，该法主要用于分离T细胞。由于B细胞黏附后回收率较低，因此一般不用此法分离B细胞。

1. 试剂与材料

（1）尼龙毛柱。

（2）蒸馏水。

（3）50 ml玻璃注射器。

（4）含20%小牛血清的RPMI1640培养基。

（5）0.85%冰冷氯化钠溶液。

（6）0.2 mol/L盐酸。

（7）分离获得的人外周血单个核细胞或小鼠脾来源的单个核细胞。

（8）尼龙毛柱固定支架、镊子、烧杯、铝箔、漏斗、一次性手套等。

2. 操作流程

（1）尼龙毛柱的制备：称取50 mg左右的尼龙毛，用0.2 mol/L盐酸浸泡过夜，以大量蒸馏水漂洗，晾干（此操作过程需戴一次性手套）。将尼龙毛撕匀，浸泡在盛有Hank's液的平皿中，用小镊子将尼龙毛填塞于玻璃柱内，并用细竹签均匀地将尼龙毛加到管底，使尼龙毛柱高度为6 cm（一般可有效地滤过$2 \times 10^7 \sim 3 \times 10^7$个细胞），将尼龙毛柱固定在支架上。用Hank's液反复冲洗。

（2）细胞分离：先用预温的20% FCS-RPMI-1640培养液清洗尼龙毛柱，将淋巴细胞分层液分离的单个核细胞5×10^7/ml悬液加入尼龙毛柱内，使之刚没过尼龙毛柱，37℃恒温箱中孵育30 min，用同样的20%FCS -RPMI-1640培养液洗柱，收集未被尼龙毛黏附的T细胞。

（3）活细胞检测：0.5%台盼蓝拒染法检测细胞存活率，一般应$>90\%$。

（4）细胞浓度：计数收集的T细胞并用20%FCS-RPMI-1640培养液调整至所需浓度。

［关键点］

（1）制备好的尼龙毛柱，要保证无气泡。

（2）用Hank's液冲洗尼龙毛柱，应快速冲洗，但以水滴不成线为宜。

（二）E花环形成分离法

成熟T细胞表面的CD2分子为绵羊红细胞（SRBC）受体，也称E受体。人外周血淋巴细胞与绵羊红细胞（SRBC）按适当比例混合，SRBC可与T细胞表面的相应受体结合，吸附在T细胞的周围，形如花环，故称为E花环试验（erythrocyte rosette test）。利用E花环相对密度较大的特点即可使用Ficoll-Hypaque密度梯度离心将T细胞与B细胞分开（B细胞不具备E受体）。然后用低渗法裂解花环中的SRBC，即可获得纯T细胞。近年来，用2-氨乙基异硫脲溴化物（2-aminoethyl-isothiouronium bromide，AET）处理SRBC后，可增加花环形成效果与稳定性，从而提高T细胞分离效果。人外周血T细胞表面的E受体是人类T细胞的重要标志。通过此实验既可以计数T细胞的数量，又能反应T细胞的活性，从而了解机体的细胞免疫水平。

1. 试剂与材料

（1）Alsever（阿氏）溶液：主要用于保存红细胞，在4℃的环境下，红细胞可以保存2周而不改变活性和特性。配方如下：D-葡萄糖2.05 g，NaCl 0.42 g，柠檬酸钠0.8 g，加蒸馏水至100 ml，加热溶解后用柠檬酸调至pH6.1，高压灭菌，4℃保存备用。

（2）AET（0.14 mol/L）溶液：取1.967 g AET加蒸馏水至50 ml，用1 mol/L NaOH调至pH8.0。0.22 μm滤膜过滤除菌，2～8℃保存。每隔2周需检测溶液的pH。

（3）绵羊红细胞（SRBC）：无菌脱纤维绵羊血，与等量Alsever溶液混合，4℃可保存2～3周。

（4）PBMC：淋巴细胞分层液分离的PBMC细胞，用RPMI-1640调浓度至1×10^7/ml。

2. 操作流程

（1）SRBC的制备：取Alsever溶液保存的SRBC悬液15～20 ml（每5 ml SRBC悬液相当于1 ml积压SRBC）置于50 ml离心管中，用PBS缓冲液洗涤，2 000 r/min，室温离心10 min，重复洗细胞3次。

（2）AET处理细胞：将2 ml SRBC加到8 ml 0.14 mol/L AET溶液（SRBC：AET为1：4）中，充分混匀，37℃水浴30 min，每3～5 min摇动一次。然后用PBS洗细胞3次，用10%FCS-RPMI-1640培养液重悬细胞，4℃可保存3天。

（3）FCS吸收处理：将1 ml SRBC加入10 ml FCS中，37℃水浴30 min，4℃ 30 min，然后用1 000 r/ min，离心10 min，收集FCS，过滤除菌后分装，-20℃保存备用。

（4）细胞结合：取1 ml PBMC悬液，与2 ml经SRBC吸收过的FCS（已灭活）和1 ml 4% AET处理的SRBC悬液混合，37℃水浴10 min，4℃，800 r/min离心5 min，冰水浴60 min。

（5）分离：将上述PBMC/SRBC混合液重置于淋巴细胞分层液上，室温1 500 r/min离心25 min。用滴管吸取云雾状细胞层，置于15 ml离心管中，加PBS缓冲液离心洗细胞2次，1 200 r/min离心10 min，沉淀即为E花环。用低渗裂解法（Tris-NH_4Cl溶液）裂解沉淀细胞中的SRBC，经离心洗涤后获得T细胞。

[关键点]

（1）FCS首先应经过SRBC预吸收，否则会影响AET处理的SRBC与T细胞结合。

（2）PBMC/FCS/AET处理的SRBC间要保持合适比例，否则会影响E花环的形成。

（3）收集和洗涤花环形成阳性细胞及裂解花环中SRBC时，离心转数不能过高，以免损伤细胞活性。

二、B 细胞分离

B 细胞的分离与 T 细胞分离相类似，多采用几种方法联合纯化 B 细胞。

1. 负选性 B 细胞的分离法：首先采用 Ficoll 密度梯度离心法分离外周血单个核细胞（PBMC），再用贴壁法去除单核细胞，用 E 花环形成法去除 T 细胞，最后剩余 B 细胞。

2. 磁珠分离法：该方法的原理是利用 B 细胞特有的表面标志即膜表面免疫球蛋白（SmIg）作为抗原，然后将抗 SmIg 的抗体包被磁珠，制成免疫磁珠，再将淋巴细胞悬液与磁珠共孵育，B 细胞由于其表面的 SmIg 与磁珠上特异的抗体结合从而将被吸附在磁珠上，其他细胞则不被吸附，由此可分离出 B 细胞。分离原理见图 8–3。

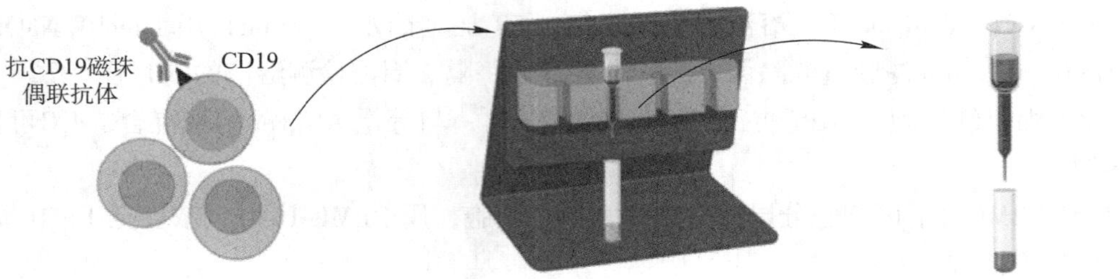

图 8–3　磁珠分离法原理示意图（以 B 细胞为例）

3. 流式细胞术分离高纯度 B 细胞：成熟 B 细胞表面表达 CD19 与 CD20，采用相应的荧光标记单克隆抗体结合目的细胞，利用流式细胞仪荧光系统区分目的细胞和非目的细胞即可分离获得高纯度的 B 细胞。除了 B 细胞外，其他免疫细胞表面也具有对应的特异性标记，各免疫细胞表面标记表达情况见表 8–3。值得注意的是，随着免疫学研究的深入，更精细的免疫细胞亚群被发现，这些亚群往往依赖多个标记共同定义。磁珠分选方式无法满足此要求，只能使用流式分选。流式分选具体实验方法见第十五章流式细胞术。磁珠分选和流式分选为目前最广泛使用的免疫学细胞分选方法，两者特点对比见表 8–4。

表 8–3　免疫细胞的表面特异性标记

细胞	表面标记	细胞	表面标记
单核细胞	CD14	B 细胞	CD19、CD20
中性粒细胞	CD15	T 细胞	CD3
自然杀伤细胞	CD56		

表 8-4 磁珠分选和流式分选比较

比较项目	磁珠分选	流式分选
设备要求	专用的磁铁和柱子	分选型流式细胞仪
试剂要求	磁珠结合抗体	荧光素偶联抗体
技术要求	操作简单，要求不高	要求高，需专门培训
对细胞刺激	刺激小	刺激大
多标记识别细胞分选	不可以	可以分选
低表达群细胞分选	不可以	可以分选
识别细胞大小和颗粒度	不可以	能够识别
多路分选	不可以	四路分选

第四节 NK 细胞分离

NK 细胞是一群固有免疫细胞，不需抗原激活即能直接杀伤靶细胞，且杀伤靶细胞具有 MHC 非限制性。NK 细胞来自骨髓淋巴样干细胞，成熟后进入周围免疫器官，主要分布在脾和外周血中，约占外周血细胞的 3%。NK 细胞属于大颗粒淋巴细胞（LGL），无玻璃 / 塑料表面黏附特性。可采用密度梯度离心法进行 NK 细胞的分离。

一、Percoll 不连续密度梯度分离法

1. 试剂与材料

（1）pH7.2 柠檬酸盐缓冲液：柠檬酸 327 mg，柠檬酸钠 2.63 g，磷酸氢钠 222 mg，葡萄糖 2.55 mg，蒸馏水加至 100 ml。

（2）聚蔗糖 – 泛影葡胺分层液（相对密度：1.077 ± 0.001）。

（3）Percoll。

2. 基本流程

（1）分离外周血单个核细胞：见聚蔗糖 – 泛影葡胺分离法。

（2）配制 8 种不同浓度的 Percoll 分层液，57.5%、55%、52.5%、50%、47.5%、45%、42.5%、40%。

（3）将不同密度的 Percoll 按照从高密度至低密度，依次加入离心管中，注意不要打破不同浓度之间的界面，最后加入 1 ml 细胞悬液于 Percoll 分层液的顶部，2 000 r/min，离心 30 min。

（4）NK 细胞位于 40% 与 42.5 % Percoll 之间以及 42.5% 与 45% 的 Percoll 之间，用滴管吸取 NK 细胞层到新的离心管中。

（5）用 Hank's 液洗细胞 1 000 r/min，离心 10 min，重复 2 次，用 10% FCS-RPMI-1640 培养液重悬细胞，4℃保存，24 h 之内使用。

[关键点]

（1）采用新鲜血液标本，分离操作应在4～8℃下进行，以保持细胞活力。

（2）整个细胞分离过程要保持严格无菌。

（3）一般用柠檬酸盐抗凝，而不采用肝素抗凝。

二、磁性细胞分选器分离法

磁性细胞分选器分离法（MACS）即利用细胞表面标志，采用磁珠标记抗体的方法纯化NK细胞。分离方式有阴性和阳性两种形式。

阴性选择法：从外周血中分离出单个核细胞，以黏附法去除其中的单核细胞后，用尼龙毛柱法去除其中的B细胞，余下的T细胞和NK细胞再与抗CD2标记的磁珠混合，使T细胞形成磁性复合物留于磁性分离柱内，未结合的细胞即为NK细胞。

阳性选择法：在反应中加入NK细胞表面标志分子CD16或CD56的抗体，该抗体为磁珠标记（此为直接法），使NK细胞与之特异结合形成磁性免疫复合物留于磁柱内，纯化后再洗脱磁珠上结合的NK细胞。

1. 试剂与材料

（1）10% FCS-RPMI-1640培养液。

（2）含1%小牛血清白蛋白的磷酸盐缓冲液（1% BSA-PBS）。

（3）抗CD3单克隆抗体。

（4）鼠源性抗CD16及抗CD56单克隆抗体。

（5）生物素标记的羊抗鼠血清。

（6）异硫氰酸荧光素（FITC）标记的链霉亲和素。

（7）生物素标记的磁珠颗粒。

2. 基本流程

（1）分离外周血单个核细胞：见聚蔗糖－泛影葡胺法。

（2）除去黏附的单核细胞和B细胞：用10% FCS-RPMI-1640调细胞浓度为4×10^6/ml，加入无菌塑料平皿，37℃ 5%CO_2培养2 h。上清中剩余的B细胞和剩余的单核细胞，可采用尼龙毛柱分离法收集洗下的T细胞和NK细胞。

（3）磁珠分选NK细胞：上一步得到的T细胞和NK细胞混合液可采用磁珠分选法进行分离，有阴性选择法和阳性选择法。

阴性选择法：该方法主要用免疫磁珠除去T细胞。新分离的T细胞和NK细胞混合液在冰浴中进行标记，10^7细胞用100 μl抗CD3抗体孵育10 min，细胞用10倍体积的1%BSA-PBS洗涤，300 r/min离心8 min；再加入生物素标记的100 μl羊抗鼠抗血清孵育10 min，洗涤同上，加入FITC标记的链霉亲和素25 μl，反应8 min，洗涤（方法同上），加生物素标记的磁珠（100 μl磁珠）反应8 min，同时收集未结合的NK细胞。荧光显微镜分析获得的细胞，台盼蓝拒染法估算细胞存活率，以RPMI-1640培养液调细胞至所需浓度。

阳性选择法：该方法主要用磁珠结合 NK 细胞以达到纯化的目的。新分离的 T 细胞和 NK 细胞在冰浴中进行标记，先用 25 μl 抗 CD16 及抗 CD56 单抗孵育 10 min，细胞经洗涤后与生物素标记的 100 μl 羊抗鼠抗血清孵育 10 min，洗涤后加入 FITC 标记的链霉亲和素 25 μl，反应 8 min，洗涤后加生物素标记的磁珠（50 μl）反应 8 min。上述每步反应后，均以 10 倍体积的 1% BSA-PBS 洗涤，300 r/min 离心 8 min，以终止反应。待未结合的细胞流出后，再用洗脱液洗脱结合在磁珠上的 NK 细胞。

第五节　中性粒细胞分离

中性粒细胞（PMN）占人外周血白细胞比例为 50% ~ 70%，是数量最多的免疫细胞。中性粒细胞在发生急性感染或炎症、广泛的组织坏死、急性溶血和失血、急性中毒及恶性肿瘤时比例增高，可见中性粒细胞在机体的免疫系统中发挥着重要的作用。中性粒细胞具有相对密度与红细胞接近、分离后不易保存等特点。

一、聚蔗糖 - 泛影葡胺密度梯度离心法

利用右旋糖酐加速红细胞沉降，将富含白细胞的上层液用淋巴细胞分层液进一步分离，使粒细胞沉于管底从而与淋巴细胞和单核细胞分离。再用低渗裂解法裂解红细胞后，即得到中性粒细胞。该方法主要用于少量制备中性粒细胞。

1. 试剂配制

（1）6% 右旋糖酐生理盐水。

（2）聚蔗糖 - 泛影葡胺分层液（相对密度为 1.077）。

（3）0.83% NH_4Cl 溶液：取 0.83 g NH_4Cl、0.1 g $KHCO_3$、0.003 7 g EDTA · 2Na，蒸馏水加至 100 ml。

（4）0.1% 白明胶 Hank′s 液。

2. 基本流程

（1）红细胞沉降：取 4 ml 肝素抗凝血，加 1 ml 6% 右旋糖酐生理盐水（相当于 1/4 体积抗凝血），混匀后在室温斜置 30 ~ 45 min。

（2）分离中性粒细胞：取上层按 1∶1 比例叠加到聚蔗糖 - 泛影葡胺分层液顶部。500 r/min 离心 30 min，弃上清。

（3）裂解红细胞：将细胞沉淀用 0.83%NH_4Cl 溶液低渗法破除红细胞。

（4）收集中性粒细胞：离心洗涤细胞后，将细胞重悬于 2 ~ 3 ml 0.1% 白明胶 Hank′s 液中，计数并调整细胞至所需浓度。

（5）活力及纯度测定：取细胞液涂片，分别作台盼蓝拒染试验和 Giemsa 染色鉴定其存活率与纯度。

二、Percoll 密度梯度分离法

1. 试剂配制

（1）Percoll：将购买的 Percoll 用 10 × HBSS 按 9∶1 的体积比配成贮存注，该浓度

被认为 100%。再用 1×HBSS（含 10 mmol/L HEPES，pH7.2）将 100% 的 Percoll 稀释成 75%、60% 的浓度备用，其相对密度分别为 1.090 和 1.079。

（2）葡聚糖：将 Dextran T-500 用 PBS 配成 6% 的浓度。

（3）生理盐水。

（4）枸橼酸钠。

2. 基本流程

（1）取外周静脉血与 31.8% 的枸橼酸钠以 9∶1 的比例混合，1 500 r/min 离心 15 min。

（2）吸取白膜细胞层，用生理盐水稀释后加入 6% Dextran 1 ml 充分混匀后垂直静置 30 min。上清即白细胞悬液，1 500 r/min 离心 8 min，并用 PBS 洗 2 次。

（3）离心管中依次加入 75%、60%Percoll 分层液及白细胞悬液，三者体积比为 2∶2∶1，1 250 r/min 离心 14 min。

（4）吸取 60% 与 75% Percoll 液界面层中的中性粒细胞，用 PBS 充分洗脱 Percoll 胶粒。

（5）将所获 PMN 重悬后，用台盼蓝和瑞氏染色分别测定细胞活力和纯度。

第六节　树突状细胞分离

树突状细胞（dendritic cell，DC）是体内最重要的抗原提呈细胞，机体血液和器官内 DC 含量极少，仅占血中单个核细胞的 0.1%～1%，它具有一些不同于其他细胞的特性，如 DC 虽然可以黏附于玻璃、尼龙毛、葡聚糖等，但过夜后，便失去黏附性，根据这些特性可以将树突状细胞与其他细胞分开。可以采用免疫磁珠法和流式细胞仪分选 DC 或其前体，可获得高纯度的 DC。

一、贴壁法

采用 ficoll-hypaque 梯度离心法分离 PBMC，用 E 花环形成法去除 T 细胞，再用贴壁法获得单核细胞和 DC，24 h 后脱黏附细胞为 DC。

1. 试剂与材料

（1）E 花环试验所需试剂。

（2）人 Ig。

（3）牛血清白蛋白（BSA）液（相对密度为 1.082）。

（4）绵羊红细胞（SRBC）。

2. 基本流程

（1）密度梯度离心法分离获得 PBMC，用无 Ca^{2+}、Mg^{2+} Hank's 离心洗去血小板，5% FCS-RPMI-1640 调细胞至 5×10^7/ml。

（2）将单个核细胞与神经氨酸酶（NA）处理过的绵羊红细胞（SRBC）结合，T 细胞与 SRBC 形成 E 花环，用分层液离心除去其中的 T 细胞。

（3）E 花环阴性细胞用 RPMI-1640 洗 2 次，制成（3～5）$\times10^6$/ml 细胞悬液，置于 90 mm 塑料平皿中，在 5%CO_2 37℃培养 2 h，弃掉培养液，再用 RPMI-1640 培养液洗细胞

2 次，除去非黏附细胞。

（4）贴壁细胞加入 5%FCS-RPMI-1640 培养液，37℃继续培养 16 h，此时，多数单核细胞仍牢固黏附于平皿，而 DC 则脱黏附。

（5）轻摇平皿，收集脱黏附细胞，再用 Ig 包被板黏附法除去 Fc 受体阳性（FcR^+）单核细胞。

（6）用牛血清白蛋白（BSA）不连续梯度离心纯化 DC，B 细胞相对密度大于 DC，因此低密度细胞为纯化的 DC，收获的 DC 洗涤后重悬于 RPMI-1640 液中，台盼蓝染色法检测细胞活力。

二、Percoll 密度梯度离心法

1. 试剂与材料

（1）Ficoll-Hypaque 分离液及 Percoll 分层液。

（2）D-Hank's 液。

（3）维拉帕米（verapamil）。

（4）人 Ig。

（5）RPMI-1640 培养液。

2. 基本流程

（1）ficoll-hypaque 密度梯度离心法分离 PBMC，D-Hank's 液洗涤 2 次，RPMI-1640 培养液洗涤 1 次。

（2）每毫升 PBMC 中加入维拉帕米 20 μl，室温放置 30 min。将细胞悬液加入 Percoll 分层液上，离心后取 50% 界面层细胞。然后用 D-Hank's 液洗 2 次，RPMI-1640 洗涤 1 次。

（3）将上述获得细胞加入含有人 Ig（10 mg/ml）的 6 孔细胞培养板中（2 ml/ 孔），4℃孵育 1 h，轻轻吹打，收集非黏附细胞，用 D-Hank's 液洗 3 次，RPMI-1640 培养液调细胞至所需浓度。台盼蓝染色法检测细胞活力。

（邝栋明　魏　瑗）

第九章　免疫细胞增殖检测

免疫细胞包括天然免疫细胞（巨噬细胞、DC 和 NK 细胞等）和适应性免疫细胞（T 细胞和 B 细胞）。在体外利用合适的细胞因子对这些免疫细胞进行培养，可使其发生活化、增殖及分化。其中，T 细胞和 B 细胞也可在抗原、有丝分裂原刺激下发生克隆性增殖和分化。通过对这些体外培养免疫细胞，尤其是 T 细胞和 B 细胞增殖活性的检测，可评估细胞或机体免疫功能和状态。

第一节　细胞增殖检测方法

免疫细胞的增殖，除了可利用显微镜进行形态学观察（细胞数量的增加和形态变化）外，还可采用其他更易准确定量的方法检测细胞的增殖，包括 MTT 法、CCK-8 法、BrdU 标记法、H^3-TdR 掺入法、细胞克隆形成实验和实时细胞分析技术等。这些检测方法不仅适用于免疫细胞，也可用于其他原代培养细胞或肿瘤细胞株等的增殖检测。

一、MTT 法和 CCK-8 法

MTT 法与 CCK8 法都是利用待测细胞内线粒体中琥珀酸脱氢酶催化 MTT 或 WST-8 还原的酶活性对细胞增殖能力进行检测。

MTT 是 3-（4,5- 二甲基噻唑 -2）-2,5- 二苯基四氮唑溴盐的英文缩写。该物质是一种黄色化合物，可被活细胞线粒体中琥珀酸脱氢酶还原为非水溶性的、蓝紫色结晶物——甲瓒（formazan），并堆积在细胞内。用 DMSO 破坏细胞、溶解甲瓒后形成的蓝色溶液可用酶标仪在 570 nm 下检测其吸光度，反映活细胞的相对量，继而计算细胞的增殖活性。

CCK8（cell counting Kit-8）检测方法类似于 MTT。该方法是利用一种类似 MTT 的化合物 WST-8 在电子耦合试剂存在的条件下，可以被线粒体中琥珀酸脱氢酶还原生成橙黄色的、水溶性的甲瓒。同 MTT 法，用 DMSO 破坏细胞、溶解甲瓒后形成的蓝色溶液可用酶标仪在 450 nm 下检测其吸光度，反映活细胞的相对量，继而计算细胞的增殖活性。

因此，MTT 法和 CCK-8 法检测细胞增殖的原理相同。细胞增殖得越多，则活细胞线粒体中琥珀酸脱氢酶的酶活性越强，还原生成的甲瓒越多，其溶液颜色越深，在特定波长下检测的吸光度值越高。MTT 法与 CCK-8 法的主要差异在于：MTT 法中形成的甲瓒是非水溶性，需要 DMSO 溶解后检测吸光值；而 CCK-8 法直接生成水溶性甲瓒后直接检测。

二、BrdU 标记法

BrdU 标记法是通过对细胞增殖过程中掺入 DNA 的 BrdU 进行定量检测，而实现对细胞增殖状态检测的方法。

细胞在增殖过程中需要新 DNA 的合成，而 5- 溴脱氧尿嘧啶核苷（BrdU）是胸腺嘧啶（T）核苷的类似物，可在细胞增殖过程中替代胸腺嘧啶参与新 DNA 的合成。同时，新合成 DNA 中掺入的 BrdU 可被荧光素标记的 Brdu 抗体特异性结合。因此，细胞增殖活性越强，DNA 合成越多，则 DNA 中掺入的 BrdU 越多，被结合的特异性荧光素标记 BrdU 抗体越多，细胞的荧光信号越强。具体操作时，可利用流式细胞仪检测细胞上结合的 BrdU 抗体标记荧光素信号强度，对细胞的增殖状态进行评估。若同时与其他细胞标记物（如 T 细胞表面分子 CD4）进行双染，则可对该类细胞的增殖进行特定分析，可用于对细胞动力学的研究。此法也可用于体内细胞增殖检测。

三、^{3}H-TdR 掺入法

^{3}H-TdR 掺入法是通过对细胞增殖过程中掺入 DNA 的核素 ^{3}H 标记胸腺嘧啶核苷（^{3}H-TdR）进行放射性核素的 cpm 定量检测，而实现对细胞增殖状态检测的方法。

TdR 是 DNA 特有的碱基，也是 DNA 合成的必需物质。用核素 ^{3}H 标记 TdR（^{3}H-TdR）作为 DNA 合成的前体能掺入新合成的 DNA 中，通过测定细胞的放射性强度（cpm），可以反映细胞 DNA 的代谢及淋巴细胞增殖情况。具体操作时，因细胞周期中只有 S 期合成 DNA，故通常在培养终止前 6 ~ 16 h 加入 ^{3}H-TdR。一般在培养终止前 6 ~ 16 h 加入 ^{3}H-TdR，其掺入量高。该方法属于放射免疫检测法，灵敏度高。但该方法使用核素标记，有放射性，现已不常使用。

四、细胞克隆形成实验

细胞克隆形成实验是指将细胞做成单细胞悬液后进行培养，当单个细胞在体外增殖 6 代以上后，其子代细胞可能会形成含有 10 ~ 50 个以上的细胞集落或细胞克隆，通过计数克隆形成率来评估细胞增殖能力的检测方法。

对于贴壁细胞，采用对数生长期的单层培养细胞，胰酶消化后，制成单个细胞液直接接种于培养皿中，终止培养后去上清液，加多聚甲醛固定后，用适量甲基紫染色液染色，计数大于 10 个细胞的克隆数。最后按克隆形成率 =（克隆数 / 接种细胞数）× 100%，计算克隆形成率。对于悬浮细胞采用软琼脂克隆形成实验。即高浓度琼脂（1.2%）在培养皿中铺成下层凝胶，用单细胞悬液细胞混合的低浓度琼脂（0.7%）铺成下层凝胶。待凝胶凝固后，加入细胞培养基，完成培养后，计数视野中大于 50 个克隆数（> 0.05 mm 的克隆）和所有克隆数，克隆形成率 = 大于 50 个克隆数 / 所有克隆数 × 100%。该方法能反映待测细胞的两个重要细胞性状，即细胞群体依赖性和细胞增殖能力。

五、实时细胞分析技术

实时细胞分析技术（real-time cell-based assay，RTCA）是将微电极列阵整合在细胞培养板孔底部或细胞浸润迁移板的微孔膜上，贴壁生长在微电极表面的细胞可引起细胞培养板表面贴壁电极界面阻抗发生改变，通过实时动态的电极阻抗检测可以获得细胞的增殖信号。电极阻抗主要由电极界面和溶液的离子环境决定。即电极上的细胞越多，阻抗变化越大；同时，细胞延展（生长）与电极接触面增大也可导致阻抗变大。因此，阻抗值的变化与细胞生长、伸展、形态变化、死亡和贴壁等实时功能状态改变密切相关。由此，通过微阵列的电极设计，结合 RTCA 测量细胞电极阻抗的变化，即通过无细胞黏附时的电阻抗和有细胞黏附时电阻抗的改变，计算细胞指数（cell index，CI），实现对细胞状态的实时定量检测。

第二节　应 用 举 例

淋巴细胞增殖和分化是机体特异性免疫应答过程中的一个重要阶段。T、B 细胞受到抗原或有丝分裂原刺激时，可发生克隆性增殖和分化。此时，细胞代谢旺盛、胞内核酸和蛋白质合成增加，体积增大并成为能进行分裂的淋巴母细胞。形态学上，可见淋巴母细胞体积明显增大，染色质疏松，胞质丰富，核仁清晰可见。不同淋巴细胞及其亚群对有丝分裂原的反应敏感性不同。通常，T 细胞对刀豆球蛋白 A（Con A）、植物血凝素（PHA）等比较敏感，B 细胞对细菌脂多糖（LPS）比较敏感，而美洲商陆（PWM）和肿瘤刺激剂 PMA 对 T、B 细胞均有刺激增殖作用。不同种系间的 T 细胞对有丝分裂原的敏感性亦不相同，如人 T 细胞对 PHA 较敏感，鼠的 T 细胞则对 Con A 较敏感。淋巴细胞转化实验就是基于淋巴细胞对有丝分裂原的反应性，体外检测淋巴细胞增殖反应性的实验。淋巴细胞增殖反应能力的强弱，在某种程度上反映淋巴细胞对外来抗原刺激反应能力的高低。淋巴细胞转化试验的测定方法如第一节所述，包括形态学检查法、^{3}H-TdR 掺入法、四甲基偶氮唑盐（MTT）法等。形态学检查法因存在实验者主观判断的影响等因素，在实际工作中很少应用。目前，淋巴细胞转化试验可应用于以下领域：①患者细胞免疫功能的检测：本实验可用于检查患者细胞免疫功能状态，如淋转指数 > 正常值，可见于唐氏综合征。该患者外周血淋巴细胞对 PHA 的反应较正常人敏感，不能使正常人 T 细胞发生转化的微量 PHA 即可使该患者 T 细胞发生转化增殖。淋转指数 < 正常值，多见于细胞免疫功能低下或缺陷者，如恶性肿瘤、淋巴瘤、霍奇金淋巴瘤、淋巴肉芽及长期的慢性微生物感染患者等。②评估疾病的疗效和预后：恶性肿瘤或慢性白色念珠菌病，经转移因子或免疫增强剂治疗后，其转化率可由治疗前的低值转为正常。③器官移植中组织相容性检查：将供体的淋巴细胞与受者的淋巴细胞进行混合培养，通过检测淋巴细胞增殖的程度判定移植物与受者间的组织相容性，为临床进行器官移植提供依据。④免疫制剂（药物、保健品、生物制品等）的免疫调节功能评价。⑤卫生毒理学中与免疫功能影响有关的研究。

淋巴细胞转化试验详述如下。

一、试剂配制

1. Con A：用 RPMI-1640 细胞培养液配制 200 μg/ml 的储存液，用 0.22 μm 的微孔滤膜过滤除菌。应用前用培养液稀释至合适浓度，Con A 刺激小鼠 T 淋巴细胞增殖的最适刺激浓度一般为 1.25 ~ 5 μg/ml。

2. PHA：用 RPMI-1640 细胞培养液配制 10 μg/ml 的储存液，用 0.22 μm 的微孔滤膜过滤除菌。使用前测定其最适刺激浓度，一般为 10 ~ 100 μg/ml。

3. LPS：用 RPMI-1640 细胞培养液配制 1 μg/ml 的储存液，用 0.22 μm 的微孔滤膜过滤除菌。使用前测定其最适刺激终浓度，一般为 0.2 ~ 1 μg/ml。

4. 10% FCS RPIM-1640 培养液：RPMI-1640 细胞培养液中加入终浓度为 10% 的胎牛血清。

5. 淋巴细胞分层液、Hank's 液。

6. ACK 溶红细胞液。

7. 细胞计数液：2% 的冰乙酸。

8. 四甲基偶氮唑盐（MTT）：称取 250 mg MTT，加 50 ml PBS（0.01 mol/L，pH7.4）在磁力搅拌器上搅拌 30 min，用 0.22 μm 的微孔滤膜过滤除菌、分装，4℃避光保存。储存液 5 mg/ml。

二、材料准备

1. 冷冻水平离心机、CO_2 培养箱、计数板、显微镜等。

2. 无菌吸管、滴管、加样器、液闪瓶、离心管等。

3. 玻璃纤维滤纸、96 孔培养板、多头细胞收集器、β 液闪计数仪等。

4. 剪刀、镊子、纱布、平皿、200 目钢网、1 ml 一次性注射器等。

三、基本流程

1. 淋巴细胞的分离与培养

（1）无菌取小鼠脾，置于预先加入 5 ml Hank's 液的平皿中的 200 目钢网上，用 1 ml 一次性注射器针栓将脾压碎后，将细胞液移至离心管内，用 PBS 液洗涤一遍（1 000 r/min，5 min），去上清。

（2）用余液重悬细胞，加入 2 ml ACK 溶红细胞液，室温 2 min，溶红细胞。

（3）加入 10 ml PBS 液洗涤一遍（1 000 r/min，5 min），去上清。

（4）用 5 ml 含 10%FCS RPMI-1640 重新悬浮细胞，并取 100 μl 细胞悬液加入 900 μl 细胞计数液中，取 10 μl 加入细胞计数板上，静置 1 min 后，于显微镜下计数。

（5）用含 10%FCS RPMI-1640 调整细胞浓度为 5×10^6/ml，加入 96 孔培养板中，100 μl 细胞悬液 / 孔。

（6）加入最适剂量的 Con A，100 μl/ 孔，同时设只加 10%FCS RPMI-1640 培养液的阴性对照，每组设三复孔。如观察细胞因子或其他刺激物对细胞增殖的调节作用，则根据加入细胞因子的浓度来确定加入量。一般每孔最终体积为 200 μl。

（7）将细胞放置于细胞培养箱内，37℃、5% CO_2 条件下培养 48 ~ 72 h。

以上操作步骤因检测方法或细胞来源的不同而异。

*注：若淋巴细胞来源于外周血，则取肝素 2 ml 抗凝血后，加入 2 ml Hank's 液进行倍比稀释。取一离心管，加入 2 ml 淋巴细胞分层液。将已稀释的外周血沿管壁慢慢加入，

使待分离细胞叠加在淋巴细胞分离液上，4℃条件下 2 000～2 500 r/min 离心 20 min。待细胞分层后，小心吸取灰白色单个核细胞层，并用 Hank's 液洗涤细胞 2 次（1 000 r/min，5 min）。若淋巴细胞来源于人，其丝裂原为最适剂量的 PHA，100 μl/ 孔。

2. 形态学检查法：接上述 1（7）步骤，吸取上述培养 72 h 的淋巴细胞，制成细胞涂片，瑞氏 – 吉姆萨染色，显微镜下观察细胞形态，并计算淋巴母细胞百分比（形态大于普通淋巴细胞的大细胞占总淋巴细胞比率）。

3. MTT 比色法

（1）接上述 1（7）步骤，在培养细胞中每孔加入 5 mg/ml MTT 10 μl，继续培养 4 h。

（2）1 000 r/min 离心 5 min，小心吸弃上清，再加入二甲基亚枫（DMSO）100 μl/ 孔，于微量振荡器上轻轻振荡 10 min。待甲瓒完全溶解。

（3）将细胞培养板置于酶标仪上于 570 nm 处测光吸收度（A）。

（4）结果判定：将有丝分裂原刺激组和对照组各自的吸光度（A），代入下列公式计算出刺激指数（SI）。

$$SI = \frac{\text{刺激孔 A}}{\text{对照孔 A}}$$

4. CCK–8 法

（1）接上述 1（7）步骤，在培养细胞孔中按照每孔培养基总体积的 10% 加入 CCK–8 溶液。加样的过程中尽量不要产生气泡。空白孔中不加 CCK–8 溶液。

（2）将培养板放入培养箱中孵育 1～4 h。

（3）酶标仪于 450 nm 处检测每孔的吸光度。

（4）根据吸光度计算细胞存活率：

细胞存活率 =［（实验孔 A – 空白孔 A）/（对照孔 A – 空白孔 A）］×100%

［关键点］

（1）有丝分裂原剂量过高对细胞有毒性，剂量太低则不足以刺激淋巴细胞发生母细胞化。因此，每次使用新批号的有丝分裂原时，都应重新测定其合适的应用浓度。

（2）实验时的细胞浓度和增殖时间，对不同种系（人、小鼠、大鼠等）、不同来源的淋巴细胞（胸腺、脾、外周血等）可先进行预实验，以确定正式实验时的最适细胞浓度和增殖时间。

（3）形态学观察时，注意在显微镜下观察淋巴细胞的大小、核质比、核仁等。

（4）MTT 法最后吸弃上清时，要小心操作，在尽量吸弃上清的同时，注意不要将甲瓒颗粒吸出，以免影响结果。同时，加入的溶剂要使甲瓒颗粒充分溶解后，才能进行比色检测。

（5）CCK–8 法检测时，也可采用双波长进行测定，检测波长 450～490 nm，参比波长 600～650 nm。CCK–8 在参比波长处没有吸光值，可以去除因样品上清液背景的干扰。

（夏　圣）

第十章　免疫细胞毒实验

某些免疫细胞（如NK细胞、CTL、TIL等）及免疫分子（如补体）具有杀伤靶细胞的效应。细胞毒实验技术则是用来检测这些细胞和分子杀伤靶细胞能力的常用免疫学技术，主要包括细胞介导的细胞毒试验（cell-mediated cytotoxicity）、补体依赖的细胞毒试验（complement-dependent cytotoxicity）及抗体依赖性细胞介导的细胞毒试验（antibody-dependent cell-mediated cytotoxicity，ADCC）。这些细胞毒实验技术可用于肿瘤免疫、移植排斥反应、病毒感染及自身免疫病等方面的研究。检测细胞毒效应的方法有：形态学方法、同位素释放法、酶释放法、流式细胞术、凋亡细胞检查法及报告基因转染法等。

第一节　NK细胞活性测定

一、同位素释放法

1. 实验原理：用放射性同位素标记靶细胞（测定人NK细胞活性采用人红白血病细胞株K562，检测小鼠NK细胞活性采用小鼠T淋巴瘤细胞株YAC-1作为靶细胞），当靶细胞受到NK细胞杀伤而被破坏时，同位素被释放出来，通过测定受损伤或死亡靶细胞释放到上清中的同位素的放射活性，即可计算出NK细胞的细胞毒活性。常用于标记靶细胞的同位素有^{51}Cr、^{3}H-TdR、^{125}I-UdR等。本实验以^{51}Cr释放法为例介绍人NK细胞活性的检测。

$Na_2{}^{51}CrO_4$半衰期为27.72天，它可掺入增殖期靶细胞胞质中的大分子物质（如蛋白质）中，从而标记靶细胞。标记了^{51}Cr的靶细胞受到NK细胞攻击而损伤或死亡，导致细胞膜通透性增加或细胞破裂，而使细胞内容物释放，^{51}Cr便从细胞内释放至培养液中。因^{51}Cr辐射γ射线，因此通过测定培养上清液中^{51}Cr的放射脉冲数（cpm），即可推算出NK细胞杀伤靶细胞活性。

2. 试剂与材料

（1）2%十二烷基硫酸钠（SDS）：取2 g SDS粉末，加100 ml无菌生理盐水溶解。

（2）0.5%台盼蓝染色液：取0.5 g台盼蓝粉末，加100 ml生理盐水溶解。

（3）铬酸钠（$Na_2{}^{51}CrO_4$）。

（4）RPMI-1640培养液。

（5）胎牛血清（FCS）。

（6）淋巴细胞分层液（Ficoll或Percoll）。

（7）离心管、培养皿、移液管、细胞计数板、96 孔圆底细胞培养板等。

（8）人外周抗凝血（1 ml 全血加 0.1 ml 肝素抗凝，125 ~ 250 U/ml）。

（9）靶细胞：YAC-1 细胞株，小鼠 NK 细胞敏感株。

3. 操作流程

（1）效应细胞的制备：采用淋巴细胞分层液分离小鼠脾单个核细胞，洗涤后，用含 10%FCS 的 RPMI-1640 培养液重悬细胞，计数后调细胞浓度至 5×10^6/ml 备用。

（2）靶细胞的制备：YAC-1 细胞经传代培养 24 ~ 48 h，细胞处于对数生长期，用 0.5% 台盼蓝染液检测细胞活性，活细胞应大于 95%，用无血清 RPMI-1640 培养液洗细胞 2 次，用含 10%FCS 的 RPMI-1640 培养液调整细胞浓度至 5×10^6/ml。

（3）靶细胞的标记：取 0.5 ml 上述制备的 YAC-1 细胞悬液，加入 100 ~ 200 μCi $Na_2{}^{51}CrO_4$，37℃ 5%CO_2 培养箱中孵育 2 h，期间每隔 15 min 振摇一次。用 RPMI-1640 培养液洗细胞 3 次，除去游离的 ^{51}Cr。然后用含 10%FCS 的 RPMI-1640 培养液调整细胞浓度至 1×10^5/ml，并同时检测细胞的标记率，一般要求标记率应大于 0.1cpm/ 细胞。如暂时不用，制备的靶细胞可放置 4℃保存 12 h。

（4）效靶细胞反应：按效应细胞：靶细胞（E：T）= 50：1 比例分别取上述细胞各 100 μl 加入 U 形 96 孔细胞培养板内，3 复孔。同时设对照组，包括自然释放孔，每孔加入 100 μl 靶细胞和 100 μl 含 10%FCS 的 RPMI-1640 培养液，以及最大释放孔，每孔加入 100 μl 靶细胞和 100 μl 2%SDS，均为 3 复孔。将培养板置 37℃，5%CO_2 培养箱中孵育 4 h。

（5）结果测定：取出培养板，离心，1 000 r/min，5 min，用微量移液器吸出各孔上清 100 μl，加入测定管中，用 γ 计数仪测定各测定管放射活性 cpm 值。

（6）结果计算：根据公式计算 ^{51}Cr 自然释放率和 NK 细胞活性：

$$^{51}\text{Cr 自然释放率（\%）} = \frac{\text{自然释放孔 cpm 均值}}{\text{最大释放孔 cpm 均值}} \times 100\%$$

$$\text{NK 细胞活性（\%）} = \frac{\text{试验孔 cpm 均值} - \text{自然释放孔 cpm 均值}}{\text{最大释放孔 cpm 均值} - \text{自然释放孔 cpm 均值}} \times 100\%$$

［关键点］

（1）靶细胞的质量直接影响标记率及自然释放率，因此制备的靶细胞首先应采用台盼蓝拒染法以确定细胞活力大于 95%，并且标记后的自然释放率应小于 15%。

（2）效靶细胞反应时，靶细胞数量不能太少，否则影响实验结果。且效靶细胞比率应适当，通常选择（50～100）：1，如大于 100：1，不仅增大细胞用量，而且自然杀伤率不再呈对数增加。

（3）在用放射性同位素标记靶细胞时，应根据其半衰期适当调整用量。此外，由于放射性同位素具有毒性，随时间增加会导致细胞自然死亡增多，因此标记的靶细胞不宜放置过久，且与效应细胞作用时间也不宜过长，否则影响对照组细胞的自然释放率。

（4）吸取细胞培养上清时，应尽量避免吸到沉淀细胞。

（5）实验中应注意环境污染和实验防护等问题。

二、乳酸脱氢酶释放法

1. 实验原理：正常情况下，乳酸脱氢酶（LDH）存在于活细胞的胞质内，不能透过细胞膜。只有在细胞受到损伤而使细胞膜通透性增加时，LDH 才能从受损细胞内释放出来。释放出来的 LDH 能够催化乳酸生成丙酮酸，并使氧化型辅酶 I（NAD^+）变成还原型辅酶 I（$NADH_2$），$NADH_2$ 通过递氢体 – 吩嗪二甲酯硫酸盐（PMS）还原碘硝基氯化氮唑蓝（INT）或硝基氯化四氮唑蓝（NBT），形成有色的甲瓒化合物，通过酶标仪在 490 nm 或 570 nm 下测量其吸光度（A）值，经计算即可测得 NK 细胞的杀伤活性。

2. 试剂与材料

（1）PBS（pH 7.4）：称取 NaCl 8.0 g，KH_2PO_4 0.2 g，$Na_2HPO_4 \cdot 12H_2O$ 2.9 g，KCl 0.2 g，溶于 1 000 ml 去离子水中。

（2）1 mol/L 乳酸钠溶液：取 11.2 g 乳酸钠加 100 ml 去离子水溶解。

（3）LDH 底物溶液（使用时现配制）：取 4 mg NBT（硝基氯化四氮唑蓝），10 mg NAD^+ 和 1 mg PMS（吩嗪二甲酯硫酸盐）溶于 2 ml 蒸馏水中，混匀后取 1.6 ml 上清液，加入 0.4 ml 1 mol/L 乳酸钠，用 PBS（pH7.4）定容至 10 ml。

（4）1% NP–40：取 1 ml NP–40 溶于 99 ml 离子水。

（5）1 mol/L 柠檬酸溶液：取柠檬酸 4.2 g 溶于 200 ml 离子水。

（6）红细胞裂解液：Tris–NH_4Cl 溶液（取 NH_4Cl 3.735 g，Tris 1.3 g 溶于 500 ml 双蒸水中，调至 pH7.65）。

（7）效应细胞：小鼠脾细胞。

（8）靶细胞：YAC–1 细胞株（小鼠 T 淋巴瘤细胞株），小鼠 NK 细胞敏感株。

3. 操作流程

（1）效应细胞制备：小鼠颈椎脱臼处死后，用酒精棉球擦拭腹部皮毛消毒，于超净台内无菌取出脾，放入预先盛有 5 ml PBS 溶液的平皿中，用 5 ml 注射器吸取平皿内液体，慢慢注入脾内，反复冲洗 5 ~ 6 次，直至脾变白，冲洗出的液体即为脾细胞悬液。将液体移入试管内，1 000 r/min，离心 5 min。向细胞沉淀中加入 5 ml 红细胞裂解液，冰浴 10 min，每 2 min 振摇 1 次，1 000 r/min 离心 5 ~ 10 min，然后用 RPMI–1640 洗涤细胞，1 000 r/min，离心 5 min，用含 10% FCS 的 RPMI–1640 培养液重悬细胞，计数后调细胞浓度至 5×10^6/ml。

（2）靶细胞制备：取对数生长期的 YAC–1 细胞株，经传代培养 24 ~ 48 h 后，收集细胞用 RPMI–1640 培养液洗涤 2 次，1 000 r/min，离心 5 min。用含 10% FCS 的 RPMI–1640 培养液重悬细胞，取少量细胞悬液与 0.5% 台盼蓝混合后，采用台盼蓝拒染法确定细胞活力大于 95%，计数后调细胞浓度至 1×10^5/ml。

（3）效靶细胞反应：分别取 100 μl 的效应细胞和靶细胞（E : T = 50 : 1），加入 96 孔细胞培养板中，同时设靶细胞自然释放组（仅加入靶细胞，无效应细胞）和最大释放组（100 μl 靶细胞 +100 μl 1%NP–40 溶液），每组均设 3 复孔，1 000 r/min，离心 2 min。置 37℃ 5%CO_2 培养箱中孵育 2 h。1 000 r/min 离心 5 min。

（4）结果测定：从各孔吸取 100 μl 培养上清，移入新的 96 孔培养板中，37℃放置

10 min。每孔加入 100 μl 新鲜配制的 LDH 底物溶液，室温下避光反应 10 ~ 15 min。每孔加入 30 μl 1 mol/L 柠檬酸终止酶促反应，使用酶标仪测量各孔 570 nm 值（$A_{570\ nm}$）。

（5）结果计算：根据下述公式计算 NK 细胞活性：

$$\text{NK 细胞活性（\%）} = \frac{\text{实验组 A 值} - \text{自然释放组 A 值}}{\text{最大释放组 A 值} - \text{自然释放对 A 值}} \times 100\%$$

［关键点］

LDH 分子较大，仅当靶细胞膜完全破坏时才能释放出来，因此不能较早反映效应细胞的功能。

第二节　细胞毒性 T 细胞功能测定

细胞毒性 T 细胞（CTL）活性的测定是检测机体细胞免疫功能的重要指标之一。活化的 CTL 能特异杀伤某些肿瘤细胞或病毒感染的细胞，通过细胞间接触直接杀伤靶细胞。测定肿瘤患者 CTL 对瘤细胞的杀伤作用对判断患者免疫功能、肿瘤治疗预后及观察疗效均有重要意义。CTL 活性测定方法有多种，较敏感的测定方式是利用放射性同位素标记靶细胞，经 CTL 杀伤后靶细胞释放出同位素，通过测定其放射活性即可评估 CTL 的功能。下面就以抗 CD3 单克隆抗体（McAb）活化培养法为例，介绍 CTL 细胞功能的测定方法。

1. 试剂与材料

（1）抗 CD3 单克隆抗体（McAb），按试剂说明书操作。

（2）2% TritonX-100：2 ml TritonX-100 加至 100 ml 蒸馏水中。

（3）铬酸钠（$Na_2{}^{51}CrO_4$）。

（4）RPMI-1640 培养液。

（5）胎牛血清（FCS）。

（6）效应细胞：PBMC

（7）靶细胞：EB 病毒（EBV）转化的 B 淋巴母细胞。

（8）细胞计数板，96 孔圆底细胞培养板等。

2. 基本流程

（1）效应细胞的制备：参见第一节 NK 细胞活性测定中“同位素释放法”，调细胞浓度至 1×10^6/ml。

（2）靶细胞的制备：取细胞状态较好的 EBV 转化的 B 淋巴母细胞，用 RPMI-1640 培养液洗涤 2 次，每次 1 000 r/min，离心 5 min，用含 10% FCS 的 RPMI-1640 培养液重悬细胞后计数，调细胞浓度至 2.5×10^5/ml 备用。

（3）靶细胞的标记：向 2 ml 上述制备细胞中加入 0.1 ml $Na_2{}^{51}CrO_4$（100 μCi），混匀后加至 24 孔细胞培养板中，置 37℃、5%CO_2 培养箱中孵育 18 ~ 24 h。收集细胞，用 RPMI-1640 培养液洗涤 2 次，去除游离的 ^{51}Cr，用含 10%FCS 的 RPMI-1640 培养液重悬细胞并计数，调细胞浓度至 1×10^5/ml。

（4）结果测定：向96孔培养板每孔中加入100 μl效应细胞、50 μl标记的靶细胞和50 μl抗CD3 McAb，3复孔。自发释放对照孔只加入靶细胞（不加抗体和效应细胞），最大释放对照孔加入50 μl标记的靶细胞和150 μl 2%Triton X-100，自然杀伤细胞活性对照孔只加入标记的靶细胞和效应细胞（不加抗体）。每组均设3复孔。800 r/min，离心5 min，置37℃ 5%CO_2培养箱中孵育4 h。分别吸取各孔培养上清100 μl至试管中，γ计数仪测cpm值。

（5）结果计算：按下列公式计算细胞毒效应：

$$细胞毒效应（\%）=\frac{实验孔\ cpm\ 值-自发释放孔\ cpm\ 值}{最大释放孔\ cpm\ 值-自然释放孔\ cpm\ 值}\times 100\%$$

第三节　补体依赖的细胞毒试验

细胞性抗原与特异性抗体（IgG1，2，3或IgM）结合可激活补体活化的经典途径，引起细胞膜损伤，细胞膜通透性改变，而使细胞外低渗的液体进入细胞，导致细胞肿胀死亡。采用台盼蓝染料染色细胞时，死亡细胞因细胞膜受损而吸收染料，使细胞着色，失去正常的折光性；而染料无法进入正常的活细胞，所以活细胞不着色。利用显微镜计数死细胞的多少来判断补体依赖的细胞毒活性。该实验可用来检测细胞表面特异性的抗原，也可用于检测制备的抗体是否具有细胞毒性（并非所有抗体与抗原结合后都能激活补体，尤其是单克隆抗体）。该实验主要用于：①淋巴细胞亚群的鉴定。②组织相容性抗原的检查与分型。③选择性去除某一细胞亚群。④单克隆抗体的筛选与鉴定。

本实验采用抗Thy-1血清（Thy-1是T细胞的一种表面标志）与小鼠的胸腺和脾T细胞相互作用，通过激活补体对胸腺和脾的T细胞进行杀伤，从而鉴定并推算出T细胞亚群的比例。

1. 试剂与材料

（1）补体：新鲜豚鼠混合血清，分装后保存于-20℃，用时用Hank's液进行适当稀释。

（2）抗Thy-1血清。

（3）PBS。

（4）0.5%台盼蓝染液：配制方法同前。

（5）解剖器材、平皿、试管、滴管、载玻片、盖玻片、显微镜、水浴箱。

2. 操作流程

（1）靶细胞的制备：小鼠脱颈处死，取出脾和胸腺（分别位于左侧腹部和胸骨柄处）分别放到含有3 ml PBS的平皿中，将3～4层纱布覆盖到组织上，用直头镊子固定组织，用弯头镊子轻压组织，将其研磨成单细胞悬液，然后用滴管隔着纱布将细胞悬液吸出，调细胞浓度至5×10^6/ml。

（2）加样：分别向阳性管中加入100 μl靶细胞+100 μl抗Thy-1的McAb，阴性对照管则加入100 μl靶细胞+100 μl PBS，同时向各管中各加入100 μl补体。轻轻振荡混匀后，置37℃水浴中孵育40 min。

（3）观察：细胞孵育后，取出试管，于每管中各加入 50 μl 台盼蓝染液，振摇混匀后立即取出染色的细胞悬液滴 1 滴到玻片上，用盖玻片盖上，在显微镜下观察。

（4）观察方法：每个样本计数 200 个细胞中死细胞数（死细胞形态为肿胀变大，失去折光性，呈蓝色；活细胞体积较小，不着色，较透亮）。

（5）结果判定：按下式计算细胞毒百分率：

$$\text{细胞毒百分率（\%）} = \frac{\text{阴性管活细胞数} - \text{阳性管活细胞数}}{\text{阴性管活细胞数}} \times 100\%$$

［关键点］

（1）小鼠脱颈要迅速、彻底，防止小鼠挣扎过程中出血过多，不利于胸腺的分离，亦可事先摘眼球放血。

（2）靶细胞需要新鲜分离获得，长时间放置可导致细胞自然死亡而影响结果。

（3）靶细胞浓度要适中，过高或过低均会影响试验结果。

（4）补体要新鲜采集，需 3 只以上豚鼠的血清混合。

（5）台盼蓝染色时间及计数时间不要太长，因台盼蓝本身具有一定的毒性作用，可致细胞死亡。

附：

台盼蓝拒染法检测细胞活力：取一定量细胞悬液离心 1 000 r/min，5 min，弃上清，沉淀细胞用 PBS 或无血清培养基重悬后，与适量 0.5% 台盼蓝染色液混合，室温下孵育 3 min。于 3 ~ 5 min 内，将混合液滴于计数板上置显微镜下观察计数，分别计数未着色细胞（活细胞）和着色细胞（死细胞）。按照下面公式计算细胞活力：

$$\text{细胞活力（\%）} = \frac{\text{活细胞数 /ml 样品}}{\text{细胞总数 /ml 样品}} \times 100\%$$

（夏　圣）

第十一章 吞噬细胞功能测定

吞噬细胞是指机体内具有吞噬功能（phagocytosis）的细胞，侵入人体的细菌或异物及人体产生的衰老、损伤细胞和坏死组织等，均需吞噬细胞吞噬、消化，予以清除，所以吞噬细胞又被誉为“人体健康的卫士”。吞噬细胞从形态上可分为两类：一类是小吞噬细胞，主要是中性粒细胞和嗜酸性粒细胞；另一类是大吞噬细胞，即单核吞噬细胞系统，主要由血液中的单核细胞，淋巴结、脾、肝、肺及浆膜腔内的巨噬细胞，以及神经系统内的小胶质细胞等构成。吞噬细胞在机体免疫反应中起着重要的作用，其数量减少或功能障碍可能导致免疫缺陷、慢性炎症和感染、自身免疫病及肿瘤的发生发展等，因此对吞噬细胞功能的测定可用来诊断某些疾病和判断机体的免疫水平。

吞噬功能的检测可以分为体外法和体内法。体外法是指将吞噬细胞取出体外后，再将细胞与吞噬颗粒共同孵育，检测吞噬细胞吞噬功能的方法；体内法是指将吞噬颗粒注射入体内与吞噬细胞共同孵育一段时间后，再取出吞噬细胞，检测其吞噬功能的方法，如小鼠腹腔巨噬细胞吞噬功能的检测。

常用的吞噬颗粒如下：

1. 鸡红细胞：鸡红细胞有细胞核，染色后细胞核形态明显，容易识别，因此将鸡红细胞与巨噬细胞共同孵育，在显微镜下观察，计算鸡红细胞的吞噬指数和吞噬百分数测定巨噬细胞的吞噬功能。

2. 荧光颗粒：常用的荧光颗粒包括聚苯乙烯荧光微球和经荧光染料如异硫氰酸荧光素（FITC）、藻红蛋白（PE）等标记的细菌等，将荧光颗粒与巨噬细胞共同孵育，通过荧光显微镜或流式细胞仪直观计算和观察吞噬荧光颗粒的细胞数，进而测定巨噬细胞的吞噬功能。

3. 葡萄球菌：取外周血细胞在体外与葡萄球菌混合，孵育一段时间后取出，涂片，瑞氏染色，观察并计算细胞吞噬百分率和吞噬指数，多用于中性粒细胞吞噬功能的检测。

4. 硝基蓝四氮唑还原试验（NBT 试验）：硝基蓝四氮唑为黄色粉末，易溶于水和乙醇，是脱氢酶和其他过氧化酶的底物，主要用于测定葡糖-6-磷酸脱氢酶（glucose-6-phosphate dehydrogenase）。该方法主要检测中性粒细胞的胞内杀菌能力。正常 NBT 阳性细胞在 5%~10%，免疫缺陷时其值下降，如慢性肉芽肿时常 <5%。

5. 染料：常用的染料颗粒有印度墨汁、中性红、甲基紫等，将染料颗粒与巨噬细胞共同孵育一段时间后，通过酶标仪测定光吸收度（A）来反映吞噬细胞的吞噬能力或者通过镜下观察吞噬指数和吞噬百分数测定吞噬细胞的吞噬功能。可溶性染料主要用于体外细胞吞饮功能的测定。

第一节　中性粒细胞吞噬功能测定

中性粒细胞占血液白细胞总数的55%～70%，是白细胞中数量最多的一种。中性粒细胞来源于骨髓，产生速率高，每分钟约为10^7个，但存活期短，为2～3天。中性粒细胞具有很强的变形运动能力，能吞噬、消化细菌及机体本身的坏死组织和衰老的红细胞，故有防御病菌和清除坏死组织的作用。它是机体发生急性炎症时的主要反应细胞，对中性粒细胞吞噬功能的检测，可作为辅助判断机体免疫水平的指标之一。

一、硝基蓝四氮唑还原试验

1. 实验原理：由于中性粒细胞在杀菌过程中能量消耗剧增，耗氧量亦随之相应增加，磷酸己糖旁路代谢活力增强，葡糖-6-磷酸氧化脱氢，此时加入NBT可与脱下的氢离子反应，使原来呈淡黄色的NBT还原成点状或块状蓝紫或蓝黑色甲瓒（formazan）颗粒并沉积在胞质内，可在显微镜下观察反应结果。

2. 试剂与材料

（1）试剂：2 g/L NBT工作液（NBT 0.2 g，溶于100 ml 0.15 mol/L pH7.2的PBS，80℃水浴搅拌助溶，过滤、分装，4℃保存备用）、肝素、甲醇溶液、10 g/L沙黄水溶液。

（2）材料：小试管、毛细滴管、玻片、恒温箱、显微镜。

3. 实验步骤

（1）肝素抗凝血0.1 ml滴于小试管底部，加入等量的NBT工作液，混匀，将管口盖上，置37℃恒温箱。

（2）孵育30 min，其间振摇一次，然后放室温15 min。

（3）将上述液体取出摇匀，用毛细滴管吸取1滴于玻片的一端作推片，要求推出尾部，推片要厚薄适宜。

（4）立即用吹风机吹干，甲醇固定1～2 min，吹干，用1%沙黄水溶液染色5 min，自来水冲洗，晾干后，油镜观察，计数。

4. 结果观察

（1）油镜检查：中性粒细胞的胞质中有蓝紫或蓝黑颗粒沉着，其沉着颗粒形状大小不一，有的呈大块状，有的呈点状或放射状。

（2）NBT阳性细胞的百分率=100个中性粒细胞中NBT阳性细胞数，结果判定若血涂片中有10%以上的中性粒细胞能还原NBT，即为阳性反应。

［关键点］

（1）单核细胞还原NBT的能力也很强，不应将其计算在NBT阳性细胞内。因此涂片不可过厚或过薄，以便清楚地看到甲瓒颗粒沉着物，并能更好地区别中性粒细胞及单核细胞。

（2）注意吞噬细胞代谢因素对试验结果的影响，因为NBT还原与吞噬过程在时间上是一致的，所以要注意掌握染料开始被还原的时间（30 min 以内），才能得到准确的结果。

二、白色葡萄球菌吞噬试验

1. 实验原理：中性粒细胞具有吞噬细菌和异物的能力，在体外将中性粒细胞与细菌共同孵育后，显微镜观察可见中性粒细胞内有被吞噬进去的细菌。计算吞噬有细菌的中性粒细胞数占中性粒细胞总数的百分率和每个中性粒细胞平均吞噬的细菌数，可反映中性粒细胞的吞噬功能。该试验常用白色葡萄球菌作为中性粒细胞的吞噬物。

2. 试剂与材料

（1）试剂：新鲜抗凝静脉血、白色葡萄球菌、无菌生理盐水、肝素溶液、甲醇、瑞氏－吉姆萨染液。

（2）材料：试管、载玻片、恒温箱、显微镜。

3. 实验步骤

（1）白色葡萄球菌液的制备：白色葡萄球菌 12 h 培养物用生理盐水制成菌悬液，并离心洗涤 2 次，用标准比浊管比浊，使菌体浓度达到（6～9）$\times 10^9$/ml。

（2）肝素抗凝血 0.1 ml 滴于小试管底部，加入等体积的白色葡萄球菌悬液，轻轻混合后将管口盖上，放入 37℃水浴孵育 30 min，每 5 min 摇匀一次。

（3）取一小滴孵育后混匀的待测样本滴在载玻片一端，然后用另一块载玻片将这滴悬液推向另一端，成为一薄层。

（4）待血涂片自然晾干后，甲醇固定 4～5 min，在薄层上滴数滴瑞氏－吉姆萨染液，染色 5 min；然后加等量蒸馏水，轻轻吹打，与瑞氏染液混合染 5 min 后水洗晾干（水洗时为防止染液结晶沉着，应加满水后再倾斜倒掉水）。

（5）用油镜检查中性粒细胞的吞噬情况。

4. 结果观察

（1）吞噬百分数：计数 100 个中性粒细胞中吞噬白色葡萄球菌的细胞数。

（2）吞噬指数：检测 100 个中性粒细胞中被吞噬的细菌总数，计数平均每个中性粒细胞吞噬的细菌数。

[关键点]

（1）人类白细胞的吞噬活性在 37℃时最好，温度过高或者过低会使其吞噬能力降低。

（2）取“细菌－全血”涂片时，要混匀后再取；制作血涂片要求推出尾部，太厚或者太薄都不利于观察。

第二节 巨噬细胞吞噬功能测定

单核细胞由骨髓中的单核细胞前体发育分化而成，占血液中白细胞总数的3%～8%。其体积较淋巴细胞略大。单核细胞在血液中仅停留12～24 h，通过毛细血管进入肝、脾、淋巴结及结缔组织中进一步发育、分化为巨噬细胞（macrophage）。组织器官中的巨噬细胞又分为定居巨噬细胞和游走巨噬细胞，定居巨噬细胞有不同的名称，在肝中称作库普弗细胞，在脑组织为小胶质细胞，而在骨中为破骨细胞等；游走巨噬细胞大于单核细胞数倍，寿命较长，可在组织中存活几个月。在机体的免疫过程中，巨噬细胞承担着噬菌、杀菌、清除机体内损伤和衰老的细胞，以及传递抗原信息的作用。当病原微生物或其他异物侵入机体时，巨噬细胞由于具有趋化性，便向异物处聚集，巨噬细胞可将之吞入胞质，形成吞噬泡，然后在胞内与溶酶体融合，将异物消化分解。

一、鸡红细胞法（体内法）

1. 实验原理：巨噬细胞在机体的非特异性免疫中具有重要作用，其吞噬异物的能力在一定程度上反映了机体免疫水平的高低。正常小鼠每只可收集腹腔渗出细胞约10^6个，其中巨噬细胞占30%。如果给小鼠腹腔注射某种刺激物，可使巨噬细胞渗出增加，易于分离更多的巨噬细胞。巨噬细胞对颗粒性抗原具有较强的吞噬和消化能力，用细胞型抗原如鸡红细胞与巨噬细胞孵育，通过瑞氏－吉姆萨染色方法检测巨噬细胞的吞噬能力。

2. 试剂与材料

（1）试剂：6%淀粉（用生理盐水配制）、2%鸡红细胞、肝素注射液、瑞氏－吉姆萨染液、PBS缓冲液。

（2）材料：小鼠（体重18～22 g）、显微镜、注射器、载玻片、吸管、解剖盘。

3. 基本流程

（1）在实验前一天，选择体重18～22 g的小鼠，腹腔注射6%淀粉1 ml，轻揉腹部，使淀粉分布均匀。（注射时，先用右手抓住鼠尾提起，放在实验台上，用左手的拇指和食指抓住小鼠两耳和头颈皮肤，将鼠体置于左手心中，把后肢拉直，用左手的无名指和小指按住尾巴与后肢，前肢可用中指固定，即可在腹部后1/2处的一侧注射。进针勿过深，否则易损害肝及血管等，造成出血致死）

（2）实验当天，未注射淀粉（对照组）及注射过淀粉（刺激组）的小鼠各取一只，腹腔分别注射2%鸡红细胞悬液1 ml，轻按小鼠腹部，使悬液分散。

（3）30 min后，用脊髓脱臼法处死小鼠（右手抓住鼠尾，用力向后拉，左手拇指与食指同时向下按住鼠头，使脊髓与脑髓间断开致鼠死亡）。

（4）将小鼠置于解剖盘中，剪开腹部，用1 ml加样器向腹腔打入1 ml生理盐水，把内脏推向一侧，用不装针头的注射器或吸管吸取腹腔液放入EP管中。

（5）用200 μl加样器在新的EP管中加入100 μl腹腔液，再加入20～25 μl瑞化－吉姆萨染液，混匀后取出20 μl加在载玻片上，盖好盖玻片后，显微镜下观察。

4. 结果观察：镜下可见巨噬细胞核染成深蓝色，多呈马蹄形，胞质着色浅淡，胞质中吞有一个以上有核鸡红细胞，鸡红细胞胞质染成浅红、黄色或染色不明显，但鸡红细胞中间的核染色明显，呈紫蓝色、椭圆形（图 11–1）。

用 40 倍镜查找观察 100 个巨噬细胞，计数其中未吞噬鸡红细胞的巨噬细胞数、吞噬了鸡红细胞的巨噬细胞数及被吞噬的鸡红细胞数，计算吞噬百分率及吞噬指数。

吞噬百分率：有吞噬作用的巨噬细胞数 /100 × 100%

吞噬指数：有吞噬作用的巨噬细胞吞入的鸡红细胞总数 /100

对鸡红细胞消化程度分级：

Ⅰ级：未消化，鸡红细胞核清晰，着色正常。

Ⅱ级：轻度消化，鸡红细胞核模糊，核肿胀，着色淡。

Ⅲ级：完全消化，鸡红细胞核溶解，染色极淡。

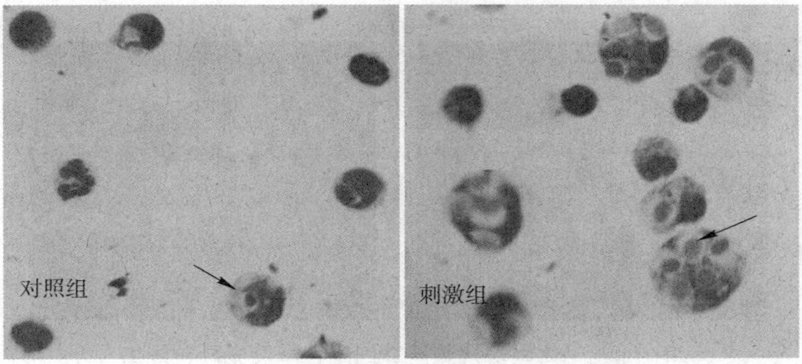

图 11–1　体内法检测巨噬细胞吞噬鸡红细胞能力

二、荧光颗粒法（体内法）

1. 实验原理：巨噬细胞对颗粒性抗原具有较强的吞噬和消化能力，用标记有荧光的颗粒与巨噬细胞孵育，通过荧光显微镜或流式细胞仪检测巨噬细胞的吞噬能力。

2. 试剂与材料

（1）试剂：6% 淀粉（用生理盐水配制）、荧光颗粒、PBS 缓冲液。

（2）材料：小鼠（体重 18 ~ 22 g）、荧光显微镜或流式细胞仪、注射器、试管、吸管、解剖盘。

3. 基本流程

（1）在实验前一天，选择体重 18 ~ 22 g 的小鼠，腹腔注射 6% 淀粉 1 ml，轻揉腹部，使淀粉分布均匀。（注射时，先用右手抓住鼠尾提起，放在实验台上，用左手的拇指和食指抓住小鼠两耳和头颈皮肤，将鼠体置于左手心中，把后肢拉直，用左手的无名指和小指按住尾巴与后肢，前肢可用中指固定，即可在腹部后 1/2 处的一侧注射。进针勿过深，否则易损害肝及血管等，造成出血致死）

（2）实验当天，未注射淀粉（对照组）及注射过淀粉（刺激组）的小鼠各取一只，腹腔注射含有 10^6 个荧光颗粒的悬液 1 ml，轻按小鼠腹部，使悬液分散。

（3）30 min 后，用脊髓脱臼法处死小鼠（右手抓住鼠尾，用力向后拉，左手拇指与食指同时向下按住鼠头，使脊髓与脑髓间断开致鼠死亡）。

（4）将小鼠置于解剖盘中，剪开腹部，把内脏推向一侧，用不装针头的注射器或吸管吸取腹腔液。

（5）取一张干净载玻片，滴一滴腹腔液，将载玻片放入37℃ 5% CO_2 饱和湿度细胞培养箱内，孵育30 min后，PBS洗去未贴壁的淋巴细胞和未被吞噬的荧光颗粒，荧光显微镜下观察；或将腹腔液装入已盛有PBS的试管中，1 000 r/min 5 min，洗去未被吞噬的荧光颗粒，弃去上清，300 μl PBS重悬细胞，流式细胞仪观察。

4. 结果观察：荧光显微镜下可见巨噬细胞胞质中吞有一个以上的荧光颗粒（图11–2），同鸡红细胞吞噬实验计算吞噬百分率及吞噬指数。

也可以采用流式细胞术检测结果，流式图显示细胞分为未吞噬荧光颗粒的阴性区域和吞噬有荧光颗粒的阳性区域（图11–3），通过分析软件得到巨噬细胞的吞噬百分率和吞噬指数。

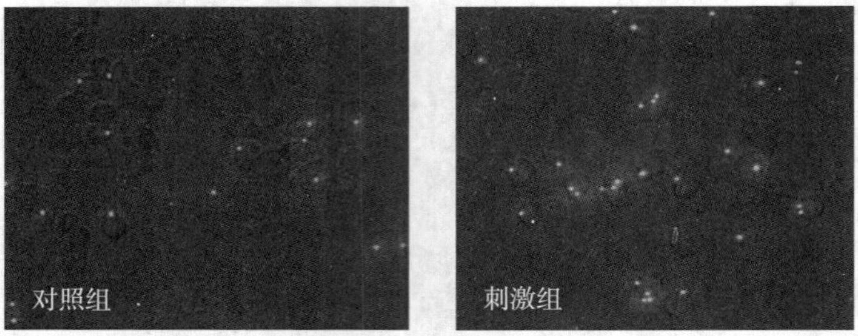

图11–2　体内法检测巨噬细胞吞噬荧光颗粒能力

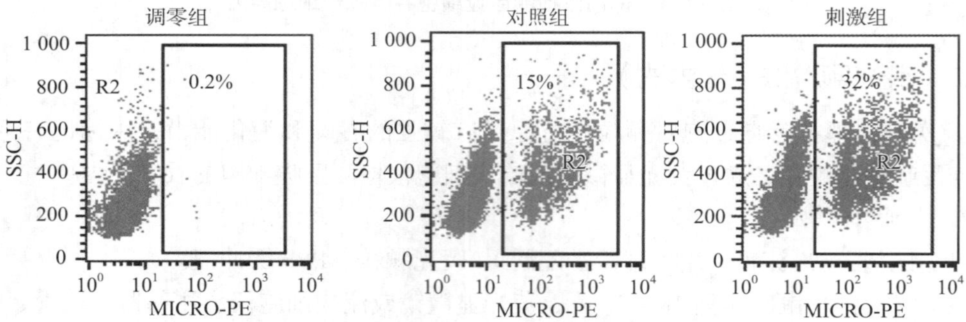

图11–3　流式细胞术检测巨噬细胞吞噬荧光颗粒能力

［关键点］

（1）37℃孵育后的漂洗标准是：在显微镜下检查无重叠细胞层，且水流不要过急，以免将贴附在玻片上的巨噬细胞冲掉。

（2）腹腔注射时，使小鼠的头部向下，这样腹腔中的器官就会自然倒向胸部，防止注射器刺入时损伤器官导致腹腔内出血。

（3）用吸管吸取腹腔液时，尽量避开腹腔脏器，避免损伤血管引起出血，影响实验结果。

（4）吞噬荧光颗粒时，操作过程应注意避光，避免荧光的淬灭。

三、中性红吞饮试验（体外法）

1. 实验原理：中性红易溶于水和醇，水溶液呈红色，用中性红染料与巨噬细胞孵育后，通过酶标仪检测巨噬细胞的吞饮能力。

2. 试剂与材料

（1）试剂：PBS 缓冲液、0.1% 中性红生理盐水液、细胞溶解液（乙酸：无水乙醇 = 1：1）。

（2）材料：小鼠（体重 18 ~ 22 g）、注射器、96 孔细胞培养板、吸管、试管、解剖盘、酶标仪、细胞培养箱。

3. 基本流程

（1）在实验前一天，选择体重 18 ~ 22 g 的小鼠，腹腔注射 6% 淀粉 1 ml，轻揉腹部，使淀粉分布均匀。

（2）实验当天，将小鼠脱颈椎处死，向腹腔注入冰冷 PBS 5 ml，轻揉腹部，切开皮肤，吸出腹腔液，加入无菌离心管中。

（3）用冰冷 PBS 洗涤 1 次，1 200 r/min，离心 5 min，弃上清。用含 10%FBS 的 RPMI 1640 培养液重悬细胞，轻轻吹打细胞制备单细胞悬液，按一定浓度（1×10^5 个 / 孔）将细胞加入 96 孔细胞培养板中，37℃ 5%CO_2 饱和湿度细胞培养箱内培养。

（4）1 h 后，弃掉上清中的悬浮细胞，向每孔加入 0.2 ml 0.1% 的中性红生理盐水液，继续培养。

（5）1 h 后，倾去上清液，用 PBS 洗 3 遍，去除未被吞噬的中性红颗粒，每孔加入细胞溶解液 0.2 ml，室温下放置 2 ~ 3 h。用 PBS 缓冲液清洗时，要沿着孔壁缓缓加入，以免冲洗掉巨噬细胞从而影响检测结果。

（6）待细胞溶解后，在酶标仪上测波长 540 nm 处光吸收度（$A_{540\ nm}$）。

4. 结果观察：通过酶标仪测 $A_{540\ nm}$ 反应巨噬细胞的吞饮功能。

（齐　妍）

第十二章　免疫细胞迁移实验

细胞迁移（cell migration）在机体发育、组织重塑、伤口愈合、免疫应答及肿瘤转移等过程中发挥重要作用。细胞迁移是免疫细胞普遍拥有的一种能力，大多数免疫细胞的迁移速度远快于其他类型的细胞，并受外界环境因素的调控。免疫细胞通常位于血液和淋巴系统中，能够监测各种生物、化学或刺激信号，保护机体免受各种病毒、细菌感染及其他外来物质的伤害。一旦免疫细胞发现问题，例如细菌感染或肿瘤，就会启动相关的细胞运动机制，促进其迁移到相关组织局部。免疫细胞到达组织、器官局部参与免疫应答，这一过程的实现依赖于细胞迁移，因此，细胞迁移能力与免疫细胞功能发挥密切相关。

免疫细胞对组织损伤或感染的快速而有针对性的反应，依赖于免疫细胞在组织间和组织内的移动及趋化物质的招募。免疫细胞的迁移通常始于细胞对细胞内或细胞外微环境刺激的应答。细胞表面受体接受细胞外信号的刺激后，激活细胞内的一系列信号转导分子，并进一步传递到细胞骨架，从而改变细胞骨架分子的结构和活性，最终完成细胞迁移。免疫细胞感受到外部环境因素的诱导，进行定向迁移称为细胞趋化。免疫细胞迁移的检测方法多种多样，本文主要介绍基于显微镜细胞计数的细胞小室法和基于单细胞运动轨迹研究的微流控芯片技术。

第一节　细胞小室法

细胞小室（transwell chamber）是一种可穿透性细胞培养小室，小室底部具有细胞通透性的膜结构。Transwell 小室是一种跨膜迁移检测系统，由多孔膜隔开的两个腔室组成。目标细胞群位于上层腔室中，而待测溶液添加在下层腔室中，以这种方式产生化学梯度并诱导化学信号驱动的细胞迁移（趋化性）。趋化性是指细胞沿着趋化剂浓度梯度方向的直接运动，在免疫细胞迁移和肿瘤细胞转移等生物过程中起着至关重要的作用。细胞小室法可以测试贴壁细胞和非贴壁细胞的迁移，也可以在多孔膜上涂抹细胞外基质蛋白来模拟不同的迁移条件。

Transwell 小室具有细胞通透性的膜又可以设计为不同的孔径，应用不同孔径和经过不同方式处理的小室，可以对不同细胞进行多种研究，如细胞迁移、细胞趋化、细胞侵袭及细胞共培养等。本节主要介绍 Transwell 小室在细胞趋化迁移中的应用。

一、实验原理

基于原始的 Boyden 测定系统，Transwell 小室外形为可放置在孔板内的小杯子（图

12–1）。将 Transwell 小室放入培养板中，可以形成一个由细胞通透性膜分隔的双腔系统。小室内称为上室，小室之外的培养板内称为下室，其中间的滤膜一般为聚碳酸酯膜（polycarbonate member），孔径为 0.1 ~ 12.0 μm，能够满足细胞在膜内正常生长繁殖。细胞接种于上室，由于聚碳酸酯膜有通透性，下层培养液中的成分可以影响到上室内的细胞，从而可以研究下层培养液中的成分对细胞趋化性的影响。滤膜的孔径一般小于细胞直径，上室细胞被下层培养液中的成分诱导，经小孔趋化迁移至小室下方，通过计数滤膜底部（贴壁细胞）的细胞数或下室中（悬浮细胞）的细胞数进行计算。

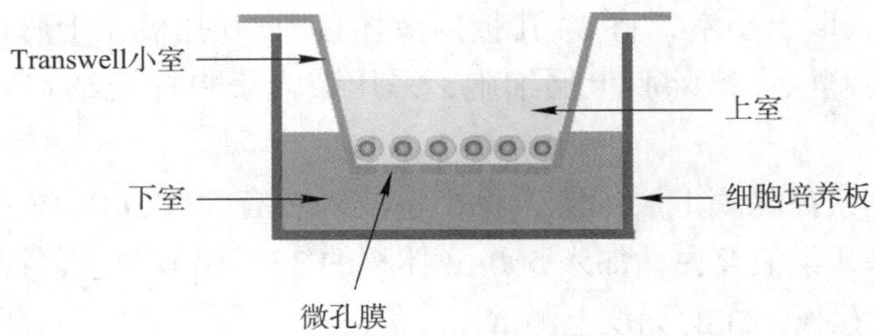

图 12–1　Transwell 小室模式图

Tanswell 小室不仅可以检测细胞迁移，也可以检测细胞侵袭能力。免疫细胞的功能发挥主要依赖于它们从血液循环中渗出并通过细胞外基质（ECM）向目标组织迁移的能力，细胞侵袭实验可用来研究细胞和细胞外基质之间的相互作用。细胞外基质不仅为细胞提供结构支架，同时也包含许多细胞生存和生长所需要的功能因子。细胞可以分泌酶，用于降解细胞外基质中特定的组分，从而使细胞可以在细胞间质中移动。基质胶（matrigel）主要成分和细胞外基质相同，且包含多种生长因子和基质金属蛋白酶等。在室温条件下，基质胶聚合形成具有生物学活性的三维基质，模拟体内细胞外基质的结构、组成、物理特性和功能。在 Transwell 上室内加基质胶或其他膜性物基质模拟细胞外基质，是最常用的检测细胞穿透细胞外基质侵袭能力的方法。

二、实验流程

1. 预先平衡小室：以 24 孔板小室为例，在下室加入 500 μl 低浓度血清的培养液，再将 Transwell 小室放入孔板形成嵌套，细胞培养箱孵育 1 h。

2. 制备细胞悬液：分离得到所需的免疫细胞（制备过程见第八章），用低浓度血清的培养液重悬后计数，调整细胞密度至（1 ~ 10）$\times 10^5$ 个 /ml。

3. 细胞接种：取 100 μl 细胞悬液加入预先平衡的 Transwell 小室上室中，下室中加入低浓度血清的培养液，或在培养液中加入某种趋化因子，置于细胞培养箱中，根据不同细胞选择相应的培养时间。

4. 结果判定：检测穿过渗透膜的细胞数。

（1）直接计数法

1）贴壁细胞计数：细胞穿过膜后，会附着在膜的下侧，轻轻擦去膜上层的细胞后，对下层细胞进行染色，再通过显微镜观察计数，通常使用 0.1% 甲基紫、Giemsa 及荧光染料等对细胞进行染色以便观察。

2）非贴壁细胞计数：有些细胞穿过膜后不会附着在膜上，而是落入下室培养液中，收集下层培养液，用流式细胞仪计数，或者直接用计数板在显微镜下计数。

（2）间接计数法：当穿过细胞数过多，无法通过显微镜直接获得准确细胞数时，可以采用间接法计数。

1）MTT 法：擦除膜上层细胞，在 24 孔板中加入 500 μl 含 0.5 mg/ml MTT 的培养液，之后再将小室放入，使膜浸没在培养液中，37℃孵育 2～4 h 后取出。将 24 孔板中的培养液弃去，加入 500 μl DMSO 后，再将小室放入使膜浸没在 DMSO 中，震荡 10 min，充分溶解甲瓒颗粒后，取出小室，将 24 孔板内液体移入 96 孔板，于酶标仪检测 $A_{570\ nm}$ 值。

2）荧光试剂检测法：擦除膜上层细胞，采用荧光染料标记细胞后，再将细胞裂解，检测荧光值。

3）甲基紫染色：擦除膜上层细胞，将小室放入装有 500 μl 0.1% 甲基紫的 24 孔板染色 1 h，之后将甲基紫染液弃去，加入 500 μl 体积的 33% 醋酸脱色，将甲基紫完全洗脱下来，洗脱液移入 96 孔板，在酶标仪上测 $A_{570\ nm}$ 值。

*注：

① 需要注意避免小室微孔膜与下层培养液接触面之间产生气泡。

② 预先平衡可以提高细胞的贴附效率。

③ 根据细胞类型和细胞大小选择相应的 Transwell 膜和孔径。

第二节　微流控芯片技术

微流控芯片（microfluidic chip or microfluidics）是在微全分析系统（miniaturized total analysis systems，μ-TAS）的基础上快速崛起的一项新概念技术，也称为芯片实验室（lab-on-a-chip，LOC）或微流控芯片实验室。微流控技术克服了传统研究方法的限制，近年来已经广泛应用于药物、细胞运动行为等方面的研究，被认为是使细胞迁移研究发生革命性变化的一种技术。

一、实验原理

传统的研究方法中，样品预处理或制备、反应、操控、分离、检测等化学技术，以及细胞培养、分选、裂解、内容物分析（DNA 或蛋白质）等生物学技术的一系列操作是分步进行的，操作复杂且耗时良久。微流控芯片技术可以将上述基本单元微缩集成到一块几平方厘米的芯片上，由几十到几百微米的微通道进行相互连接，处理和操纵少量流体，方便快捷地完成研究。在层流条件下，微流控装置中溶液的扩散混合可以产生垂直于流动方向的浓度梯度，适用于分析沿可溶性趋化因子梯度的定向细胞迁移。总体来说，微流控芯片的优点主要集中在六个方面：①微流控芯片中的微米级通道相当于细胞大小，便于精确捕获和操作细胞。②可以在多维网络通道结构中精确控制浓度、温度、pH 等细胞迁移影响因素。③与传统方法相比，微流控技术的试剂消耗更低。④微流控芯片的高吞吐量和高并行性可以满足同时处理多组样本的需求。⑤微流控芯片的模块化增强了集成的可能性，使得细胞迁移、细胞捕获、细胞分选等实验可以在单个芯片上完成。⑥可以通过普通光学显微镜观察细胞迁移区域并在细胞迁移过程中进行实时成像。微流控芯片技术因其独特的优势，在细胞表面修饰后行为、细胞趋化性、细胞分泌、细胞凋亡、单细胞分析及三维细胞培养等生命科学研究领域均有着广泛的应用。

微流控芯片在细胞迁移研究应用中，可以对微米级的通道内物质的浓度梯度、溶液的温度和 pH 等细胞生存微环境的诸多要素进行精确控制，模拟细胞在体内生长的微环境，并且可以通过实时监测研究细胞的趋化迁移。2D 和 3D 微流控芯片的应用，使研究可以从平面和立体的不同角度出发，对药物或因子浓度梯度、电刺激或者细胞间相互作用等条件下细胞迁移运动进行更充分、精确的研究。

二、微流控芯片制备

制备微流控芯片所用的材料主要分为刚性和弹性两种。刚性材料种类众多，如单晶硅、无定性硅、玻璃、石英等，以及环氧、聚脲、聚氨、聚苯乙烯和聚甲基丙烯酸甲酯等；弹性材料主要为聚二甲基硅氧烷（PDMS）。

PDMS 因其良好的透气性、光学透明性和柔韧性及较高的生物相容性，适用于细胞培养及其相关研究。因此，以 PDMS 微流控芯片为例，介绍其制作方法如下。

1. 模具制作：透明掩模通过 SU-850 光刻胶（MicroChem，MA）的 1∶1 接触光刻法在硅晶片（100 μm 高）上对该设计进行负图案化，完成模具制作。

2. 配胶：取一个洁净无尘的一次性塑料杯置于天平上，倒入 20 g PDMS，同时加入 2 g 的固化剂。在通风橱内使用塑料搅拌棒沿着一个方向搅拌 4～6 min 直至 PDMS 和固化剂完全混匀成乳白色的液态胶体。

3. 倒胶：将 PDMS 倒入提前除尘的微流控芯片模板，放入电热恒温真空干燥箱内，室温环境真空条件下排除气泡 2 h，至胶体内再无气泡。

4. 干燥：120℃加热 1 h 以促进凝固，1 h 后关闭加热功能用余温再加热 1 h。

5. 切割：等待干燥箱内恢复室温后将装置取出置于通风橱内，将固态胶体（PDMS 芯片）用刀具从模具中剥离。

6. 打孔：用不同大小的打孔器将如图 12-2 显示的细胞注入口、趋化因子入口和废液口打通。

7. 清理：用除尘胶带去除 PDMS 芯片上的碎屑，同时取特定大小的载玻片，蒸馏水清洗后用空气压缩机吹去表面的液体，将 PDMS 芯片和载玻片放入等离子清洗机中，通过等离子体轰击芯片及载玻片表面进一步清洁。

8. 贴合：取出后迅速将 PDMS 含通道的一面与载玻片自然键合形成密封完整的微流体通道，即完成 PDMS 微流控芯片的制作。

9. 镜检：用显微镜观察芯片通道是否完整、畅通。

10. 保持亲水性：完成的微流体装置通过填充去离子水，以保持 PDMS 通道的亲水性。

应用举例中采用的 PDMS 四通道微流体装置如图 12-2 所示。

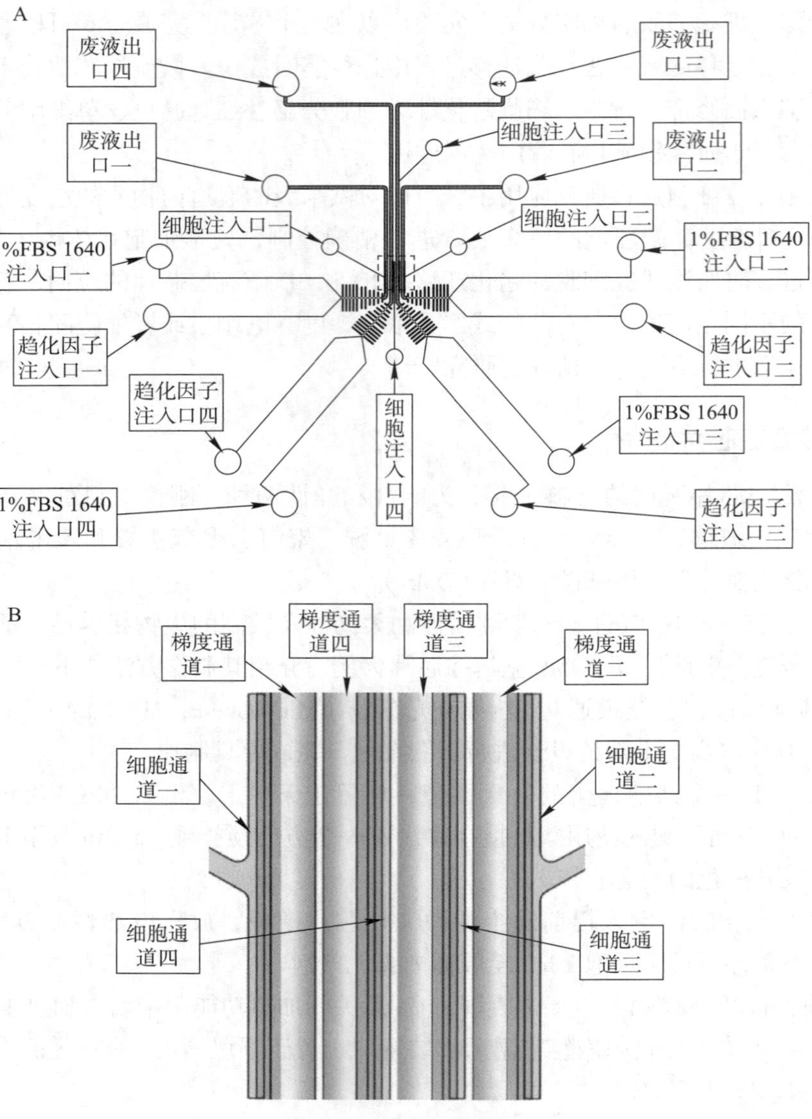

图 12-2　微流体装置

A. F4-Chip 微流体芯片示意图；B. F4-Chip 微流体芯片中心区域——细胞迁移的通道

＊注：

① 制备需在无尘净室内进行。

② 在用等离子清洗的时候注意观察光的颜色，以淡粉色为宜。

③ 切割时需要注意力度，避免损坏模具。

④ 芯片制备完成后应置于湿盒内，冰箱 4℃保存。

三、结果观察

可通过延时摄影的方式对运动中的细胞进行实时监测和跟踪，使用 NIH ImageJ 等软件对细胞迁移及迁移轨迹进行跟踪和数据采集。

第三节 应用举例

一、Transwell 小室法检测小鼠 NK 细胞侵袭

1. 细胞来源：小鼠脾 NK 细胞。

2. 试剂与材料

（1）小鼠 NK 细胞磁珠分选试剂盒。

（2）1% FBS-RPMI-1640 培养液。

（3）CXCL12（100 ng/ml）。

（4）基质胶 Matrigel（200 μg/ml）。

（5）孔径为 5 μm 的 Transwell 小室。

（6）细胞培养瓶、吸管及试管等。

（7）分选用磁极。

（8）CO_2 细胞培养箱、超净台。

（9）流式细胞仪。

3. 基本流程

（1）基质胶包被。取浓度为 200 μg/ml 基质胶 100 μl 加入 Transwell 小室上室，将带有小室的孔板放在 37℃孵育 3～4 h 使基质胶凝固待用。

（2）分离 NK 细胞。采用小鼠 NK 细胞磁珠分选试剂盒分离脾 NK 细胞。将磁珠分选得到的小鼠脾 NK 细胞用含 1% FBS 的 RPMI-1640 培养液重悬，调整细胞浓度为 5×10^5 个 /ml。

（3）下层小室内加入 CXCL12 + 1%FBS-RPMI-1640 培养液或 1%FBS-RPMI-1640 培养液，之后将包被基质胶的 Transwell 小室放入 24 孔培养板内加入 100 μl 细胞悬液，37℃ 5% CO_2 的恒温培养箱内孵育 4 h。

（4）取出小室，直接在倒置显微镜下观察下层小室内细胞，并进行拍照（图 12-3）。收集下层孔板里的所有细胞，通过流式细胞仪计数细胞。

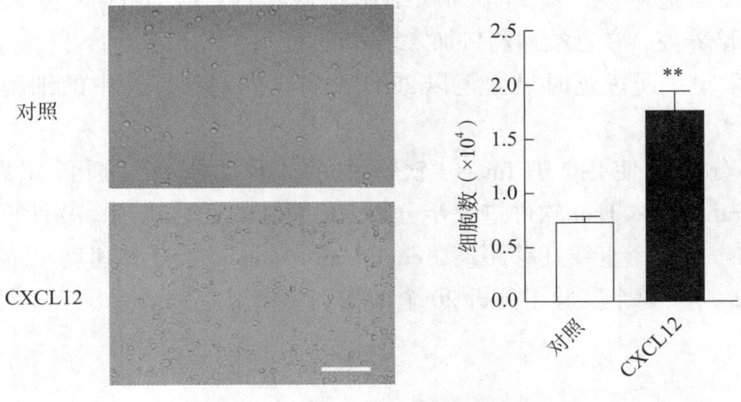

图 12-3 Transwell 小室法检测小鼠 NK 细胞侵袭

二、微流控芯片技术检测 CXCL12 诱导人 NK 细胞迁移

1. 细胞来源：人外周血 NK 细胞。

2. 试剂与材料

（1）PDMS 基料与固化剂。

（2）人 NK 细胞磁珠分选试剂盒。

（3）1% FBS-RPMI-1640 培养液。

（4）纤连蛋白（30 μg/ml）。

（5）CXCL12（100ng/ml）。

（6）F4-Chip PDMS 模具。

（7）细胞培养瓶、吸管、试管等。

（8）分选用磁极。

（9）CO_2 细胞培养箱、超净台。

（10）显微摄影系统。

（11）等离子清洗机、真空泵及烤箱等。

（12）刀具、打孔器等。

3. 基本流程

（1）PDMS 芯片：按照前述方法采用四通道 PDMS 微流控芯片模具制备微流控芯片，显微镜观察芯片通道是否完整，填充去离子水，以保持 PDMS 通道的亲水性，放入 4℃湿盒内备用。

（2）分离 NK 细胞：采用人 NK 细胞磁珠负选分离试剂盒从外周血负向分选获得 NK 细胞。将分选后的细胞置于含 1% FBS 的 RPMI-1640 培养液中，并在分离后 4 h 内完成实验。

（3）芯片的前处理：从芯片废液口注入 30 μg/ml 的纤连蛋白（fibronectin）溶液，静置 1 h，使其充分包被微流控芯片的所有通道。将芯片废液口处的溶液吸出，并添加 50 μl 含有 0.4% BSA-RPMI-1640 培养液静置 30 min。

（4）细胞上样：将芯片置于显微镜载物台上，从废液口吸弃掉通道内的培养液，在细胞口加入 NK 细胞悬液，使其排列在细胞拦截坝内；在远端加药口，加入 CXCL12（100 ng/ml）的培养液，在近端加药口加入培养液。

（5）数据采集：通过延时显微镜以 30 s/ 次的频率记录芯片中的细胞迁移，共记录 60 min。

（6）结果分析：使用 NIH ImageJ 软件中的“手动跟踪”插件跟踪细胞。使用 Chemotaxis Migration and Tool 软件进一步分析 NK 细胞的迁移轨迹，并计算累计迁移距离（accumulated distance）、直线迁移距离（euclidean distance）、迁移速度（speed）及趋化指数（CI）（图 12-4）。每个实验组分析 20 个细胞。

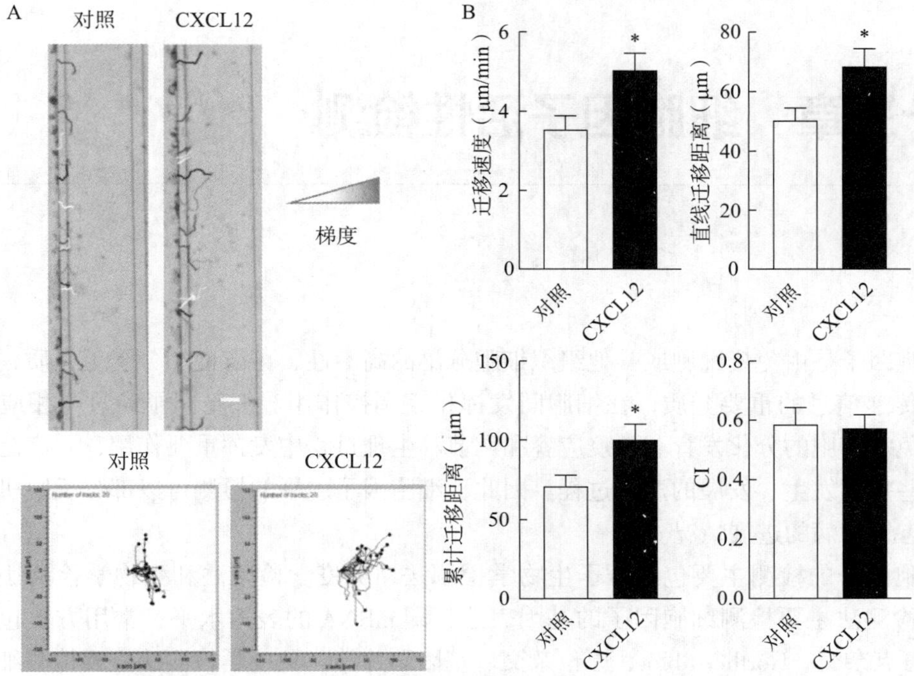

图 12-4 微流控芯片技术检测人 NK 细胞迁移

（崔雪玲、王蕴凤）

第十三章　细胞因子活性检测

细胞因子是由免疫细胞或其他组织细胞分泌的高活性、可溶性小分子蛋白质，是细胞间相互传递信息的重要介质，在细胞间发挥相互调控作用。细胞因子通过与相应受体结合，在免疫细胞的分化发育、免疫应答和调节等生理过程中发挥重要作用，并广泛参与机体的某些疾病发生、发展的病理过程。因此，细胞因子水平的检测可以部分反映机体免疫功能状态及疾病的进展情况。

细胞因子的检测主要包括分子生物学检测法、免疫学检测法和生物学检测法。分子生物学检测法主要检测细胞因子的基因表达，即 mRNA 的表达水平，常用方法包括 RT-PCR、斑点杂交、Northern blot、原位杂交、基因芯片等。免疫学检测法主要检测细胞因子的蛋白表达水平，常用方法包括酶联免疫吸附试验（ELISA）、放射免疫分析法（RIA）、酶联免疫斑点法（ELISPOT）、Western blot 及流式细胞术等。生物学活性检测法则是根据不同细胞因子特定的生物学活性检测其活性水平，根据细胞因子活性不同，常用方法有细胞增殖法（检测有生长因子活性的细胞因子，如 IL-2）、靶细胞杀伤法（检测能杀伤靶细胞的细胞因子，如 TNF）、细胞因子诱导的产物分析法（检测能刺激特定细胞产生活性物质的细胞因子，如 IL-1）、集落形成法（检测 CSF）、趋化作用试验法（检测趋化因子）及细胞病变抑制法（检测 IFN）等。

本章仅举例介绍生物学检测法分析细胞因子的基本方法。

第一节　IL-1 生物学活性检测

白细胞介素 -1（IL-1）主要是由活化的单核 - 巨噬细胞产生，成纤维细胞、内皮细胞及角化细胞等也能合成和分泌 IL-1。IL-1 具有活化淋巴细胞、协同刺激胸腺细胞增殖、参与抗体产生和促炎症反应等多种生物学功能。依据等电点不同，IL-1 分为两类：IL-1α 及 IL-1β，二者均结合 IL-1 受体，表现相似的生物学活性。用于检测 IL-1 生物学活性的方法有多种，如小鼠胸腺细胞增殖检测法、EL4/NoB.1 细胞测定法等。

本节以小鼠胸腺细胞增殖检测法为例阐述 IL-1 的生物学活性检测方法。IL-1 与小鼠胸腺细胞共同培养时，可协同有丝分裂原（如 ConA）刺激小鼠胸腺细胞增殖，同时 IL-1 能刺激 T 细胞产生 IL-2。进一步通过 ^{3}H-TdR 掺入法或染料摄入法判定小鼠胸腺细胞增殖程度，可以反映 IL-1 的生物学活性。通过检测 IL-1 的生物学活性，又可间接了解单核 - 巨噬细胞等的功能。

1. 试剂与材料

（1）C57BL/6 小鼠，6 ~ 10 周龄，雌雄均可。

（2）含 10%FCS 的 RPMI-1640 培养液（10%FCS - RPMI-1640）。

（3）含 5%FCS 的 Hank's 液（5%FCS-HBSS）。

（4）LPS：用 10%FCS-RPMI-1640 配制。

（5）Con A：用 10%FCS-RPMI-1640 配制。

（6）IL-1 标准品：按说明书使用。

（7）^{3}H-TdR。

（8）24 孔和 96 孔细胞培养板。

（9）37℃ 5%CO_2 细胞培养箱。

（10）解剖用器材。

（11）多孔细胞收集器。

（12）液体闪烁计数仪。

（13）玻璃纤维滤纸片。

（14）无菌操作台等。

2. 基本流程

（1）小鼠巨噬细胞 IL-1 的诱生

收集小鼠腹腔细胞

↓

用 10%FCS-RPMI-1640 培养液调细胞浓度至 2×10^6/ml

↓

接种细胞于 24 孔培养板，1 ml/ 孔

↓

37℃ 5%CO_2 细胞培养箱中孵育 2 h

↓

每孔用 5%FCS-HBSS 洗 3 次，弃去未贴壁细胞，贴壁大多数为巨噬细胞

↓

10%FCS-RPMI-1640 培养液配制 LPS 至终浓度为 5 ~ 10 μg/ml，1 ml/ 孔

↓

37℃ 5%CO_2 细胞培养箱中孵育 36 ~ 48 h

↓

收集上清③

↓

离心（12 000 r/min，20 min）

↓

取上清，待测④

＊注：

① 体外试验可用 LPS 等有丝分裂原诱导单核巨噬细胞产生 IL-1。

② 颈椎离断法处死小鼠，用 5 ml 注射器腹腔注射 5 ml 冷的 5%FCS–HBSS，轻揉腹部，吸出腹腔液（内含腹腔细胞）。1 500 r/min，离心 8 min，用 5%FCS–HBSS 洗涤 2 次。

③ 在细胞培养上清内含有巨噬细胞分泌的 IL–1。

④ 吸取 LPS 刺激的小鼠巨噬细胞培养上清时，必须离心去除细胞及细胞破碎成分；如不能及时检测，应分装，置 −20℃冰箱保存。

（2）IL–1 的生物学活性测定

制备小鼠胸腺细胞悬液

↓

用含 0.2 ~ 2 μg/ml ConA（亚剂量）的 10%FCS–RPMI–1640 培养液调整细胞浓度为 1.5×10^7/ml

↓

分别将不同稀释度的 IL–1 待测样品上清、IL–1 标准品加入 96 孔细胞培养板 100 μl/ 孔，设阴性对照和 ConA 对照，各 3 复孔

↓

将调好浓度的细胞悬液加入 96 孔细胞培养板 100 μl/ 孔

↓

37℃ 5%CO_2 细胞培养箱中孵育 48 ~ 60 h

↓

加 ^{3}H–TdR，0.5 μCi/ 孔

↓

37℃ 5%CO_2 细胞培养箱中孵育 8 h

↓

收集细胞，测定每孔的 cpm 值

↓

绘制标准曲线，计算待测样品中 IL–1 的活性

* 注：

① 颈椎离断法处死小鼠，无菌取胸腺，置于含有 2 ~ 3 ml 10%FCS–RPMI–1640 培养液的平皿中，用 3 ~ 4 层无菌纱布块蘸取培养液后覆盖胸腺，用弯头镊子反复轻压胸腺组织，制备单个细胞悬液，隔着纱布将单个细胞悬液吸出；于 1 500 r/min，离心 10 min 沉淀细胞，再用 5%FCS–HBSS 洗涤细胞 2 次后，重悬于 10%FCS–RPMI–1640 培养液中。

② ConA 的亚剂量需要在测定样本前确定，将 ConA 做系列稀释、设阴性对照，与小鼠胸腺细胞共同孵育，^{3}H–TdR 法检测增殖程度，选择能够激活胸腺细胞，又不引起明显增殖的量为亚剂量，通常为 0.2 ~ 2 μg/ml。如果 ConA 过量，则不能有效反映 IL–1 的刺激活性。

③ 将含 IL–1 的待测样品上清倍比稀释几个梯度，每孔 100 μl，设 3 个复孔；同时设阴性对照（10%FCS–RPMI–1640 培养液 100 μl）、ConA 对照（终浓度 5 μg/ml 100 μl）和不同稀释浓度的 IL–1 标准品对照（体积为 100 μl），均设 3 个复孔。

④ 多孔细胞收集器收集细胞于玻璃纤维滤纸上，用液体闪烁计数仪测定 ^{3}H–TdR 掺入量（cpm）。

⑤ 以 cpm 对应不同活性的 IL-1 标准品在半对数图纸上绘制出标准曲线，再从标准曲线上查出待测样品中 IL-1 的活性。

第二节　IL-2 生物学活性检测

白细胞介素 -2（IL-2）是主要由辅助性 T 细胞产生的一种细胞增殖因子，可促进 T 细胞增殖和维持 T 细胞体外长期生长，在免疫应答及调节中均起重要作用。CTLL-2 细胞（细胞毒性 T 淋巴细胞株）是 IL-2 依赖性细胞株，只有在加入 IL-2 后才可以在体外长期存活，并且在一定浓度范围内，细胞增殖与 IL-2 活性正相关，可用于 IL-2 生物学活性的检测。本实验采用 MTT 分析法检测 CTLL-2 细胞的增殖程度，确定 IL-2 生物学活性。检测 IL-2 的生物学活性，可以间接了解辅助性 T 细胞的功能。

1. 试剂与材料

（1）人淋巴细胞分层液（相对密度为 1.077 ± 0.001）。

（2）人外周血。

（3）CTLL-2 细胞。

（4）肝素，用 Hank's 液配制成 250 U/ml。

（5）PBS 缓冲液（pH7.4）。

（6）Hank's 液。

（7）10% FCS-RPMI-1640 培养液，含 2 mol/L 谷氨酰胺、25 mol/L HEPES、100 U/ml 青霉素、100 μg/ml 链霉素。

（8）PHA，用 Hank's 液配制。

（9）IL-2 标准品：按说明书使用。

（10）台盼蓝染液。

（11）MTT（4,5-Dimethythiazoyl-zyl2,5-diphenyltetrajolium bromiole）：用 PBS 缓冲液配制成 5 mg/ml 浓度工作液，4℃避光保存。

（12）DMSO。

（13）15 ml、50 ml 离心管。

（14）细胞培养箱、无菌操作台、酶标仪等。

（15）24 孔和 96 孔细胞培养板。

2. 操作流程

（1）人外周血单个核细胞（PBMC）IL-2 的诱生

分离人 PBMC

↓

用 10%FCS-RPMI-1640 培养液调整细胞浓度为 1×10^6/ml

↓

接种细胞于 24 孔培养板，1 ml/ 孔

↓

各孔加 PHA（终浓度为 50 ~ 100 μg/ml）

↓

37℃，5%CO_2 细胞培养箱孵育 48 h

↓

收集细胞培养上清

↓

离心（12 000 r/min，15 min）

↓

收集上清，待测

*注：

① 在体液中 IL–2 含量甚少，难以直接检测，通常用 PHA 或 ConA 等有丝分裂原在体外诱导单个核细胞产生。诱生剂、培养条件和细胞浓度对结果均有明显影响，应提前进行预实验确定最佳条件。

② 无菌取人静脉血 5 ml，肝素抗凝。用淋巴细胞分层液（密度梯度离心法）分离 PBMC，用 Hank's 洗涤细胞 2 次。

③ 因标本中可能含 IL–4 等，会影响 IL–2 的测定，最好采用抗 IL–4 McAb 制备的吸附剂除去 IL–4 等；如不能马上检测，应置于 –20℃冰箱保存。

（2）IL–2 生物学活性测定

制备 CTLL–2 细胞悬液（1×10^5/ml）

↓

在 96 孔培养板中加入待测 IL–2 样品、IL–2 标准品，设阴性对照，100 μl/ 孔

↓

将制备好的 CTLL–2 细胞悬液接种细胞于 96 孔培养板，100 μl/ 孔

↓

37℃ 5%CO_2 细胞培养箱中孵育 40 h

↓

各孔加 MTT 10 μl（5 mg/ml）

↓

37℃ 5%CO_2 细胞培养箱中孵育 4 h

↓

吸弃孔内上清液

↓

各孔加 DMSO 100 μl（作用 10 min）

↓

测定 $A_{570\ nm}$ 值

↓

绘制标准曲线，计算待测样品 IL–2 生物学活性

*注：

① 取传代培养 24～48 h、生长旺盛的 CTLL–2 细胞，用 5%FCS–PBS 缓冲液离心洗

涤2次，每次离心1 000 r/min，5 min，再用10%FCS-RPMI-1640培养液调细胞浓度为1×10^5/ml。CTLL-2细胞存活率应大于95%。

② 在96孔培养板中每孔加入不同稀释度的待测IL-2样品、IL-2标准品，设培养液阴性对照，100 μl/孔，各设3个复孔。

③ 用酶标测定仪于波长570 nm测光吸收值（$A_{570\ nm}$），再减去阴性对照孔的值。

④ 以$A_{570\ nm}$值对应不同活性的IL-2标准品在半对数图纸上绘制标准曲线。根据标准曲线求出待测样品中IL-2活性水平。

第三节　IL-4生物学活性检测

IL-4主要是由Th2细胞活化后产生的一种细胞因子。通过将人IL-4受体基因转入小鼠CTL细胞系建立的CT.4S细胞是人IL-4的依赖细胞株，对IL-2呈现低反应性，其增殖反应与人IL-4的活性呈正相关。检测IL-4的生物学活性水平，可间接了解Th2细胞及抗体介导的一些体液免疫的功能。

1. 试剂与材料

（1）人淋巴细胞分层液。

（2）人外周血。

（3）CT.4S细胞。

（4）Hank′s液。

（5）肝素液，用Hank′s液配制成250 U/ml。

（6）10% FCS-IMDM培养液。

（7）PHA：用Hank′s液配制成100 μg/ml。

（8）A23187（Ca^{2+}载体）：用生理盐水配制成0.1 μg/ml。

（9）0.25%胰酶。

（10）IL-4标准品：按说明书使用。

（11）10% FCS-RPMI-1640培养液。

（12）24孔和96孔细胞培养板。

（13）^{3}H-TdR及其检测用试剂。

（14）多孔细胞收集器。

（15）液体闪烁计数仪。

（16）玻璃纤维滤纸片。

（17）细胞培养箱、无菌操作台等。

2. 操作流程

（1）人PBMC IL-4的诱生

人PBMC的分离

↓

调整细胞浓度为1×10^6/ml

↓

接种细胞于 24 孔细胞培养板，1 ml/ 孔

↓

各孔加 PHA（100 μg/ml）和 A23187（0.1 μg/ml）各 1 ml

↓

37℃ 5%CO_2 细胞培养箱中孵育 24 h

↓

离心（2 000 r/min，20 min）

↓

收集细胞培养上清液

↓

过滤，待测

* 注：

① 常规淋巴细胞分层液（密度梯度离心法）分离 PBMC。

② 用 10% FCS-IMDM 培养液调制细胞浓度为 1×10^6/ml。

③ 在 IL-4 诱生过程中，常同时产生一定量的 IL-2，会影响 IL-4 的检测。因此，最好采用 IL-2 McAb 制备的吸附剂除去 IL-2。如不能马上检测，应分装，-20℃冰箱保存。

（2）IL-4 生物学活性测定

CT.4S 细胞悬液制备

↓

调细胞浓度为 1×10^5/ml

↓

接种细胞于 96 孔培养板，100 μl/ 孔

↓

加待测样品和标准品

↓

37℃ 5%CO_2 细胞培养箱中孵育 48 h

↓

各孔加 ^{3}H-TdR 0.5 μCi

↓

37℃ 5%CO_2 细胞培养箱中孵育 8 h

↓

收集细胞，测定每孔的 cpm 值

↓

绘制标准曲线，计算待测样品的 IL-4 的活性

* 注：

① 用 0.25% 胰酶消化、收集生长旺盛的贴壁 CT.4S 细胞，用 Hank's 液离心洗涤 2 次。

② 用 10% FCS-RPMI-1640 培养液调细胞浓度为 1×10^5/ml。

③ 分别加入适当稀释的待测样品和标准品，100 μl/ 孔。每个样品设 3 个复孔，同时

设阴性对照（加培养液，100 μl/ 孔）。

④ 多孔细胞收集器收集细胞于玻璃纤维滤纸上，用液体闪烁计数仪测定 ^{3}H-TdR 掺入量（cpm）。

⑤ 以 cpm 对应不同活性的 IL-4 标准品，在半对数图纸上绘制出标准曲线，再从标准曲线上查出待测样品中的 IL-4 活性。

第四节　IL-8 生物学活性检测

IL-8 主要由单核巨噬细胞、内皮细胞、上皮细胞等产生，对中性粒细胞具有很强的趋化作用，通过检测中性粒细胞的迁移距离可确定 IL-8 的生物学活性，即 IL-8 对中性粒细胞的趋化活性。

1. 试剂与材料

（1）人淋巴细胞分层液（相对密度为 1.077 ± 0.001）。

（2）人外周血。

（3）肝素液，用 Hank′s 液配制成 250 U/ml。

（4）LPS：用 DMEM 培养液配制成 10 μg/ml。

（5）2% 琼脂糖：称取 2 g 琼脂糖，加入 100 ml 生理盐水中，煮沸溶解。

（6）0.1% 白明胶 Hank′s 液。

（7）DMEM 培养液（2× 浓缩），内含 20%FCS 和 0.75 mg/ml Na_2CO_3。

（8）6% 右旋糖酐生理盐水溶液。

（9）PBS。

（10）0.83%NH_4Cl 溶液。

（11）台盼蓝染液。

（12）甲醇、Wright-Giemsa 染液。

（13）洁净载玻片。

（14）打孔器，孔径为 3 mm。

（15）Sephadex G-75 柱。

（16）显微测微器。

2. 操作流程

（1）人 PBMC IL-8 的诱生

PBMC 的分离

↓

用培养液调整细胞浓度为 5 × 10^6/ml

↓

接种细胞于 24 孔培养板，1 ml/ 孔

↓

加 LPS（10 μg/ml），1 ml/ 孔

↓

37℃ 5%CO_2 细胞培养箱中培养 48 h

↓

离心收集细胞培养上清液

↓

用 HCl 调为酸性（pH4.0）

↓

经 Sephadex G–75 柱分离、收集活性组分，待测

* 注：用常规淋巴细胞分层液（密度梯度离心法）分离 PBMC。

（2）IL–8 的生物学活性测定

琼脂糖平板制备

↓

人外周血中性粒细胞分离

↓

加细胞和待检样品

↓

固定与染色

↓

结果观察

* 注：

① 取冷却至 48℃左右溶解的 2% 琼脂糖与等体积的经 48℃水浴预温的 DMEM 培养液（2× 浓缩）混匀，取 3 ml 加到洁净的载玻片上，铺成薄层，室温凝固后，于 4℃放置 30～60 min 进一步凝固，用打孔器打孔，孔间距 2～3 mm。

② 取 4 ml 肝素抗凝静脉血，与 8 ml 6% 右旋糖酐生理盐水溶液混匀，室温静置 45 min，使红细胞下沉；取上层液加到等体积的淋巴细胞分层液上，注意不要破坏二者的分界面，室温下 2 000 r/min 离心 20 min，弃去上清液，加适量 0.83%NH_4Cl 溶液于沉淀细胞来裂解红细胞；用 PBS 缓冲液离心洗涤细胞后，重悬于 DMEM 培养液内，并调细胞浓度为 2.5×10^5/ml。此中性粒细胞悬液，应用台盼蓝拒染法检测细胞存活率 >95% 即可用于后续实验。

③ 取 10 μl 中性粒细胞悬液加入各组中心孔，分别取 10 μl 待检样品、阳性对照样品及 DMEM 培养液加入周围孔；将玻片置于湿盒内，37℃温育 2 h。为确认待检样品中 IL–8 的特异性趋化效应，最好同时观察用抗 IL–8 抗体与待测样品作用后的趋化作用。

④ 用甲醇固定 30 min，Wright–Giemsa 染液染片并干燥。

⑤ 用显微测微器分别测量中性粒细胞从中心孔向样品孔游走的距离（趋化游走距离）及向阴性对照孔的游走距离（自发游走距离），趋化活性以趋化指数表示。

$$趋化指数=\frac{趋化游走距离}{自发游走距离}$$

第五节 IL-10 生物学活性检测

IL-10 由激活的巨噬细胞、部分淋巴细胞及上皮细胞等产生，在免疫应答中有双向调节作用。在小鼠（m）IL-4 存在的情况下，人（h）IL-10 可刺激 D36 小鼠肥大细胞株增殖。而单一的 mIL-4 或 hIL-10 则仅有很低的增殖刺激活性。

1. 试剂与材料

（1）10% FCS-IMDM 培养液，含 8 U/ml 的重组小鼠白介素 -4（rmIL-4）。

（2）D36 细胞。

（3）5% FCS-Hank's 液。

（4）重组人白介素 -10（rhIL-10）标准品。

（5）^{3}H-TdR。

（6）D36 小鼠肥大细胞株。

（7）多孔细胞收集器、玻璃纤维滤纸及液体闪烁计数仪。

（8）细胞培养箱、无菌操作台等。

2. 基本流程

D36 细胞悬液制备

↓

调细胞浓度为 2×10^4/ml

↓

接种细胞于 96 孔培养板，100 μl/ 孔

↓

加待测样品和标准品，100 μl/ 孔

↓

37℃ 5% CO_2 细胞培养箱中孵育 48 h

↓

各孔加 ^{3}H-TdR，0.5 μCi

↓

37℃ 5%CO_2 细胞培养箱中孵育 8 h

↓

收集细胞，测定每孔的 cpm 值

↓

绘制标准曲线，计算待测样品的 IL-10 的活性单位

* 注：

① 取生长旺盛的 D36 细胞，用 5%FCS-Hank's 液洗涤 2 次后，重悬于 10%FCS-IMDM 培养液。

② 用 10%FCS-IMDM 培养液调细胞浓度为 2×10^4/ml。

③ 分别加入适当稀释的待测样品和标准品，100 μl/ 孔。每个样品设 3 个复孔，同时

设阴性对照（加培养液，100 μl/ 孔）。

④ 多孔细胞收集器收集细胞于玻璃纤维滤纸上，用液体闪烁计数仪测定 ^{3}H–TdR 掺入量（cpm）。

⑤ 以 cpm 对应不同活性的 IL–10 标准品，在半对数图纸上绘制出标准曲线，再从标准曲线上查出待测样品中的 IL–10 活性。

第六节　TNF 生物学活性检测

肿瘤坏死因子（TNF）有 TNF–α（单核巨噬细胞产生）和 TNF–β（淋巴细胞产生）两种类型，虽然细胞来源不尽相同，但都与相同的受体结合，二者生物学活性也极其相似，在体内、外均可对一些肿瘤细胞系起杀伤作用，而对体外培养的多种正常细胞则无细胞毒效应。根据这一特点，可利用对 TNF 敏感的靶细胞测定 TNF 活性，并可用特异性中和抗体来区别 TNF–α 和 TNF–β。检测 TNF 对靶细胞的杀伤活性可用同位素 ^{51}Cr 释放法（可参考细胞毒测定）或染料染色法。本章仅介绍后一种方法。

TNF 对小鼠 L929 成纤维细胞株具有细胞毒活性，细胞死亡率与 TNF 生物学活性成正相关。利用染料甲基紫可使贴壁的 L929 细胞染色，再用脱色液将染料脱出，通过测定吸光度值来反映细胞存活状态，计算 TNF 的生物学活性。如同时加用放线菌素 D（抑制 DNA 合成、降低靶细胞对损伤的修复），可提高靶细胞对 TNF 的敏感性 10 ~ 100 倍。

1. 试剂与材料

（1）L929 细胞。

（2）0.2% 胰蛋白酶溶液，用 Hank′s 液配制。

（3）10%FCS–RPMI–1640 培养液。

（4）放线菌素 D（100 μg/ml），用蒸馏水配制。

（5）染色液（0.25% 甲基紫）：用 20% 甲醇溶液配制。

（6）脱色液：10% 乙酸。

（7）TNF 标准品。

（8）PBS。

（9）放线菌素 D。

（10）5%CO_2 细胞培养箱。

（11）酶标仪。

2. 基本流程

L929 细胞悬液制备

↓

调整细胞浓度为 2×10^5/ml

↓

接种细胞于 96 孔培养板，100 μl/ 孔

↓

37℃ 5%CO_2 细胞培养箱孵育 12 ~ 24 h

↓

吸去细胞培养上清

↓

加待测样品和标准品，100 μl/ 孔↓

各孔加放线菌素 D，50 μl/ 孔（终浓度为 0.5 ~ 1 μg/ml）

↓

37℃ 5%CO_2 细胞培养箱孵育 12 ~ 24 h

↓

吸去细胞培养上清，用 PBS 洗一次

↓

加染色液，50 μl/ 孔，37℃染色 30 min

↓

用蒸馏水洗涤各孔

↓

加脱色液，100 μl/ 孔，用振荡器振荡至染料完全从细胞内脱出

↓

测定 $A_{540\ nm}$ 值

↓

绘制标准曲线，计算样品 TNF 生物学活性

*注：

① 将传代培养 24～48 h、生长状态良好的 L929 细胞，用 0.2% 胰蛋白酶溶液消化；用 PBS 缓冲液离心洗涤 2 次。另外，L929 细胞随着传代或受其他因素的影响，对放线菌素 D 的敏感性会有差异，因此最好先作预实验来确定其使用浓度。96 孔板内 L929 细胞不宜生长过密，只要孔内长成单层细胞即可应用。洗细胞时尽量去除残留的液体。

② 用 10%FCS-RPMI-1640 培养液调整细胞浓度为 2×10^5/ml。

③ 每孔分别加入 100 μl 各种浓度的标准品及待测样品，各设 3 个复孔；同时设阴性对照（加等体积 10%FCS-RPMI-1640 培养液）。

④ 在半对数图纸上作图，以细胞死亡率为纵坐标，以 TNF 标准品活性为横坐标绘制标准曲线，从标准曲线上查得样品中 TNF 活性；或根据导致 50% 细胞死亡的样品对应的稀释度，按下式计算 TNF 的活性：

$$\text{TNF 活性单位} = \frac{\text{导致 50\% 细胞死亡的 TNF 标准品最大稀释度}}{\text{导致 50\% 细胞死亡的样品最大稀释度}} \times \text{标准品活性}$$

第七节 IFN 生物学活性检测

干扰素（IFN）因其能干扰细胞中的病毒复制而命名，分为Ⅰ型 IFN（主要包括 IFN-α 和 IFN-β）、Ⅱ型 IFN（IFN-γ）和Ⅲ型 IFN（IFN-λ1、IFN-λ2 和 IFN-λ3），具有广泛的抗病毒作用和免疫调节功能。Ⅰ型 IFN 生物活性以抗病毒为主，其活性测定常采用

细胞病变抑制法，即利用Ⅰ型 IFN 可以通过抑制病毒复制而减轻病毒对靶细胞损伤的活性。常用的靶细胞有 L929、2D9、Hep2/C、WISH 及 A549 等。常用感染靶细胞的病毒包括水疱性口炎病毒（VSV）、脑心肌炎病毒（EMCV）等。本节介绍利用水疱性口炎病毒（VSV）和 L929 细胞检测Ⅰ型 IFN 的活性。

小鼠成纤维细胞 L929 是贴壁生长的梭形细胞，在受到病毒侵害后将不再贴壁，检测贴壁细胞的数量可反映细胞受到病毒侵害的程度，进而计算 IFN 活性的高低。甲基紫染料可使贴壁的 L929 细胞着色，用脱色液将 L929 细胞摄入的甲基紫脱入脱色液中，用酶标仪测定其光吸收值（$A_{540\ nm}$），就可反映出贴壁 L929 细胞的数量。

1. 试剂与材料

（1）L929 细胞。

（2）水疱性口炎病毒（VSV）。

（3）IFN 标准品。

（4）0.25% 的胰蛋白酶。

（5）10%FCS-RPMI-1640 培养液。

（6）染色液（0.25% 结晶紫）：用 20% 甲醇溶液配制。

（7）脱色液：10% 乙酸。

（8）96 孔培养板、75 cm^2 培养瓶。

（9）酶标仪。

2. 基本流程

（1）水疱性口炎病毒（VSV）的制备

75 cm^2 培养瓶中培养的单层 L929 细胞，倾去培养液

↓

加入 TCID50 的病毒

↓

37℃ 5%CO_2 细胞培养箱孵育 24 ~ 48 h

↓

病变细胞瓶放 -20℃，过夜

↓

用吸管猛烈吹打，离心取上清

↓

测定 TCID50

↓

备用

* 注：

① TCID50（50% tissue culture infections dose）即半数组织感染量，是使病毒攻击细胞 50% 发生病变的病毒稀释度的倒数。设无病毒对照。

② 孵育时间为使对照瓶 L929 细胞生长良好，而含病毒瓶细胞几乎全部发生病变的时间，一般为 24 ~ 48 h。

③ 用 0.25% 的胰蛋白酶消化生长良好的 L929 细胞，离心洗去胰蛋白酶。调细胞浓度至 2×10^6/ml，加入 96 孔培养板，100 μl/ 孔。细胞培养箱孵育 24 h，待 L929 细胞形成单层后，弃去培养液，加入倍比稀释的 VSV 悬液，100 μl/ 孔，设无病毒液的细胞对照孔，每组三复孔。24 h 后观察，以出现 50% 细胞病变的病毒稀释度的倒数 ×10 即为此病毒液的 TCID50 数值。

④ 如不马上使用，应置于 −20℃保存。

（2）IFN 活性的检测

96 孔板上倍比稀释待测样品及 IFN 标准品，50 μl/ 孔

↓

加入 L929 细胞悬液（2×10^6/ml），50 μl/ 孔

↓

37℃ 5%CO_2 细胞培养箱孵育 24 h

↓

弃去孔中液体

↓

加入 VSV 病毒悬液（100TCID50/ml），100 μl/ 孔

↓

37℃ 5%CO_2 细胞培养箱孵育 36 h

↓

弃去孔中液体

↓

加染色液，200 μl/ 孔，37℃染色 30 min

↓

用蒸馏水洗涤各孔

↓

加脱色液，200 μl/ 孔，用震荡器震荡至染料完全从细胞内脱出

↓

测定 $A_{540\ nm}$ 值

↓

绘制标准曲线，计算样品中 IFN 的活性

* 注：

① 设三复孔。另设细胞对照孔和病毒对照孔。

② 细胞对照孔加入 100 μl 培养液。

③ 当病毒对照孔 L929 细胞几乎全部发生病变时终止培养。

④ 在半对数图纸上作图，以细胞保护率为纵坐标，以 IFN 标准品活性为横坐标绘制标准曲线，从标准曲线上查得样品中 IFN 活性；或根据抑制 50% 细胞病变的样品对应的稀释度，按下式计算 IFN 的活性：

$$\text{IFN 活性单位} = \frac{\text{抑制 50\% 细胞病变的 IFN 标准品最大稀释度}}{\text{抑制 50\% 细胞病变的样品最大稀释度}} \times \text{标准品活性（U/ml）}$$

（袁红艳）

第十四章　酶联免疫斑点技术

酶联免疫斑点技术（enzyme-linked immunospot assay，ELISPOT）是以纤维素膜（或PVDF膜）代替酶联免疫测定（ELISA）中常用的固相载体支持物聚苯乙烯，并结合细胞培养技术建立的、能够在单细胞水平检测特异性抗体及细胞因子分泌细胞情况的一种酶联免疫测定技术。ELISPOT是以检测分泌目的蛋白质的细胞频率来反映实验结果，检测为单细胞水平，因而不仅可以分析目的蛋白质表达总量的变化，更能独特地反映活化淋巴细胞的数量变化。该法比通常的免疫细胞化学检测法更灵敏，能从20万～30万细胞中检出1个分泌目的蛋白质的细胞。

理论上讲，能够分泌细胞因子的所有细胞均可采用ELISPOT来进行检测分析。实际应用中，常见检测的类型包括：外周血单个核细胞（PBMC）、骨髓、中枢神经系统及淋巴组织的单细胞悬液。ELISPOT保留了常规ELISA的优点，并弥补抗原/抗体对载体包被不牢等方面的弊端，因而其具有敏感性高、特异性强、待检样品用量少、节省材料及便于长期保存等特点。

一、实验原理

ELISA所检测为可溶性细胞因子蛋白质总量，而ELISPOT是在检测单一细胞分泌蛋白质水平基础上，计算总的细胞表达量。因此ELISPOT实验设计是在96微孔培养板底部披覆PVDF薄膜，作为抗原抗体反应的固相支持物，用来捕获目的蛋白质的单克隆抗体需要经过特殊挑选且无毒性（不含叠氮钠sodium azide、内毒素endotoxin）。当静脉血PBMC经适当分离处理后，会被分配到微孔板上，再接受适当的抗原刺激，并将微孔板放置于温箱中过夜培养一段时间。一般而言，记忆性T细胞在受抗原刺激数小时后会开始分泌细胞因子，此时局部（在紧靠分泌细胞的周围）分泌出的细胞因子会被PVDF薄膜上的特异抗体捕获。微孔板中的细胞被移除并清洗后，被捕获的细胞因子可进一步使用生物素（biotin）标记的特异抗体来检测，最后通过结合酶标链霉亲和素（streptavidin）与之作用，并通过添加酶作用底物使其呈色，有反应作用的细胞会留下30～200 μm大小染色的斑点。

例如，在细胞被活化后，局部产生的细胞因子被单克隆抗体所捕获，被捕获的细胞因子被生物素标记的二抗所识别，并通过标记后的碱性磷酸酶放大，最后用底物（如BCIP/NBT）来显色。有色的点显示出单个细胞产生的细胞因子，可以通过酶联斑点分析系统对ELISPOT斑点分析后得出总的细胞产生目的因子的量。在双色标记系统中，可同时检测两种细胞因子的分泌频率。

二、试剂与材料

1. 载体：PVDF 孔板（96 孔）。

2. 保温液及洗涤液：保温液为 1 × PBS（含 0.1%BSA、0.05% 吐温 20，pH7.4），洗涤液为 1 × PBS（含 0.05% 吐温 20）。

3. 封闭剂：含 1%BSA 或 2% 脱脂乳的 PBS。

4. ConA：200 μg/ml 的 Con A 储存液（1 × PBS 配制，0.22 μm 微孔滤膜过滤除菌）。应用前通过预实验确定其作用的合适浓度。

5. 相应捕获抗体：使用 PBS 进行稀释至相应浓度（如 IL–12、IFN–r 单克隆抗体等）。

6. 生物素（或荧光）标记检测抗体：每板以 10 ml PBS–1%BSA 稀释。

7. 亲和素碱性磷酸酶：每板以 10 ml PBS–1%BSA 稀释。

8. BCIP/NBT 碱性磷酸酶显色试剂盒：按试剂盒说明书配制。

三、基本流程

整体流程如图 14–1 所示。

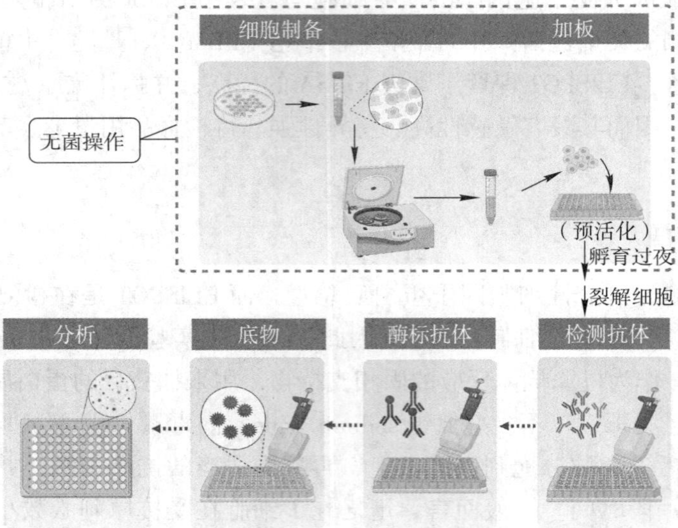

图 14–1　ELISPOT 实验流程图

具体实验操作如下。

1. 包被（需无菌操作）

（1）PVDF 孔板，100 μl/ 孔加入 70% 乙醇，室温孵育 10 min。

（2）倾去乙醇，用 100 μl/ 孔 洗涤缓冲液洗涤 3 次。

（3）捕获抗体 100 μl/ 孔加入 PVDF 孔板中，4℃过夜。

2. 封闭（需无菌操作）

（1）次日，倾去液体，100 μl/ 孔洗涤缓冲液洗涤 1 次。

（2）100 μl/ 孔加入封闭液（1% BSA 或 2% 脱脂乳的 PBS），室温孵育 2 h。

3. 细胞培养（需无菌操作）

（1）倾去液体，用 100 μl/ 孔洗涤缓冲液洗涤 3 次后，在吸水纸上轻轻拍干。

（2）加入细胞悬浮液 100 μl/ 孔（含适量的细胞及相应浓度的刺激剂），细胞可预先在体外接受刺激（初次进行试验，应作刺激物浓度梯度和 / 或细胞计数梯度预实验）。37℃ CO_2 孵育箱中孵育 15 ~ 20 h。期间勿晃动或移动孔板。

4. 裂解细胞加生物素标记抗体

（1）垂直倾去液体，用 100 μl/ 孔洗涤缓冲液洗涤 3 次后，在吸水纸上轻轻拍干。

（2）100 μl/ 孔洗涤缓冲液，4℃孵育 10 min。

（3）用 100 μl/ 孔洗涤缓冲液洗孔 3 次。

（4）加入生物素标记抗体，100 μl/ 孔，37℃下孵育 90 min。

5. 酶反应

（1）垂直倾去板中液体，用 100 μl/ 孔洗涤缓冲液洗 3 次。

（2）100 μl/ 孔加入亲和素碱性磷酸酶，37℃孵育 1 h。

（3）垂直倾去液体，用 100 μl/ 孔洗涤缓冲液洗涤 3 次后，在吸水纸上轻轻拍干。

6. 显色

（1）每孔加入 100 μl BCIP/NBT。

（2）室温反应 3 ~ 15 min，待显色完全后，将板中液体垂直倾倒于相应的盘中。

（3）蒸馏水充分洗涤膜两侧，然后于吸水纸上轻轻拍干。待膜干燥后，读取点数。保存时，将板倒置以免残留的液体流回膜上，该板于室温下避光保存。

7. 读数 / 分析：可用显微镜或计算机成像系统来分析计算斑点数，并使用斑点形成单位（SFU/L 百万细胞）来记录结果。每一个斑点代表一个特异分泌细胞因子的细胞。亦可使用酶联免疫斑点分析仪器进行图像自动扫描分析，该软件能够克服耗费人力、出现人为误差等问题。

[关键点]

（1）ELISPOT 试验中需设立阴性对照、阳性对照及试验组：ELISPOT 阴性对照常规为待检细胞加培养基，阳性对照为待检细胞加阳性刺激物，同时应设立培养液作为背景对照孔（供机器测定时的调零孔）。

（2）阳性刺激物的选择：对于人、猴等灵长类动物而言，T 细胞刺激物可选择植物血凝素（phytohemagglutinin，PHA）、PMA 与 ionomycin（或 A23187）的混合物、葡萄球菌肠毒素（staphylo-coccal enterotoxin B，SEB）或 CEF 肽库等。对于小鼠 T 细胞则可选择刀豆蛋白 A（ConA）作为阳性刺激物。若待检细胞对阳性刺激物缺乏反应，则说明该试验细胞不适于进行 ELISPOT。

（3）ELISPOT 板加入样品前，应使用乙醇预活化孔底的 PVDF 膜。

（4）于微孔板中加样时切勿触碰孔底，以防损坏 PVDF 膜。

（5）为确定 ELISPOT 检测所需之最适细胞浓度，首次实验时测试的细胞浓度范围应选择宽泛一些（如 10^3 ~ 10^6 个细胞 / 孔）。

（6）细胞培养过程中切勿晃动 ELISPOT 板，否则可能造成斑点模糊。

（7）整个实验操作过程中及完成后，ELISPOT 板所处的温度勿超过 37℃，避免 PVDF 膜破裂。

（8）实验完成后，为保存其颜色反应，已风干的微孔板应保存于密封塑料袋中，避免其暴露于空气及光线下。

（9）若加入 BCIP/NBT 进行显色后，经双蒸水清洗，蓝黑色的背景和斑点衰减，可能为 PVDF 膜较湿，此时应待 PVDF 膜完全风干后再进行分析。将板置于 37℃环境 15～30 min 或于室温条件 60～90 min 即可完全风干；4℃下放置一夜，斑点会比较明显。

（10）若板孔中阳性对照孔出现斑点数量相对较少，可能为孵育不完全；碱性磷酸酶－链酶亲和素与 BCIP/NBT 显色液未平衡至室温，因而应于使用之前将所需试剂平衡至室温。

（11）若孔中斑点密度太高，则可能为板孔中细胞数量太多，建议稀释细胞，正式试验前采用不同细胞浓度作预试验进而确定最佳细胞数量。

（12）若板孔中的斑点数量相比预计少而阳性对照孔正常，应确保细胞接受足够的刺激；保证该刺激剂具有很好的生物学活性，可于刺激完成后通过免疫细胞化学方法鉴定刺激效果；若为板孔中细胞数量太少，则应相应增加细胞数量。

四、应用范围

此法操作简便，并能提供类似于体内实验的环境，因而在疾病诊断和科学研究中已经广泛应用。通过 ELISPOT 技术可直接洞察活体内免疫细胞相关的生理学及病理学功能变化。该法已达到规范化、标准化的要求，被广泛地应用于多领域，包括监视肿瘤、感染性疾病或自身免疫病患者体内的特定免疫应答类型的确定。该技术同时也可用于多个疫苗效价评估的人体试验，被列为重要的终结指标。ELISPOT 技术在移植研究、体液免疫力、抗原决定簇定图、Th0/Th1/Th2 细胞转换分析、自身免疫研究及过敏机制探讨和某些传染性疾病的研究中具有广泛的应用性。

五、实验举例

ELISPOT 试剂盒检测脾淋巴细胞分泌 IFN-γ。

1. 使用淋巴细胞分离液常规分离小鼠脾单个核细胞，并使用 5% NCS RMPI1640 调节细胞浓度。

2. 预包被板活化。PVDF 板每孔加入 200 μl 的无血清 RPMI-1640 培养基。室温静置 10 min，倾倒。

3. 细胞加板。每一个细胞样品设立一个阳性对照（ConA）、一个阴性对照（培养液）、一个试验测试孔（添加刺激物），每组均设立 3 复孔。每孔分别加入培养细胞 3×10^5/100 μl，阳性对照每孔加入 10 μl ConA，终浓度 5 μg/ml。另外，整块板还要加一个背景负对照（不含细胞，只加培养基和所有的检测试剂）。

4. 盖上板盖，于 37℃ 5%CO_2 培养箱培养 24 h。

5. 次日，倾倒孔内的细胞及培养基。

6. 裂解细胞。每孔加入 200 μl 冰冷的去离子水，4℃冰箱冰浴 10 min（低渗法裂解细胞）。

7. 洗板。每孔用 200 μl 1× 洗涤缓冲液洗涤 5 ~ 7 次，每次 30 s。最后一次，在吸水纸上扣干。

8. 检测抗体孵育。每孔加入 100 μl 稀释好的生物素标记抗体，37℃孵育 1 h。

9. 洗板。每孔用 200 μl 1× 洗涤缓冲液洗涤 5 次，每次 30 s。最后一次，在吸水纸上扣干。

10. 亲和素孵育。每孔加入 100 μl 稀释好的酶标亲和素，37℃孵育 1 h。

11. 洗板。每孔用 200 μl 1× 洗涤缓冲液洗涤 5 次，每次 30 s。最后一次，在吸水纸上扣干。

12. 显色。按试剂制备说明书配好 AEC 显色液。每孔加入 100 μl 的显色液，室温避光静置 15 ~ 45 min（在 20 ~ 25℃，显色 25 min 比较合适）。

13. 待斑点生长到适合的大小之后，以去离子水洗涤 2 遍，终止显色过程。将板倒扣在吸水纸上，拍干细小的水珠，之后取下保护层，放在通风的地方，室温静置 10 ~ 30 min，让膜自然晾干。

14. 肉眼观察结果（图 14-2）。

15. 仪器或软件定量分析。

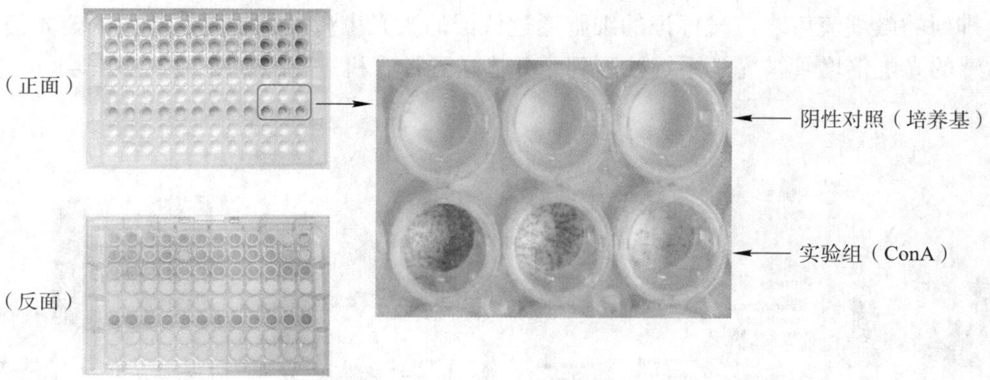

图 14-2　ELISPOT 检测结果

（倪维华）

第十五章　流式细胞术

流式细胞术（flow cytometry，FCM）是一项结合单克隆抗体技术、免疫荧光标记技术、激光技术、计算机分析技术、电子技术及流体力学的现代细胞分析技术。它可以对液流中的单个细胞或生物微粒进行多参数定量分析和分选。它以快速、灵活、准确、灵敏、可定量等特点，被广泛运用于细胞生物学、免疫学、血液学、肿瘤学及临床检验学等各个学科领域。

一、流式细胞仪及其工作原理

流式细胞仪（flow cytometer）是集光电子物理、光电测量、计算机、细胞荧光化学、单克隆抗体技术为一体的高科技细胞分析仪。流式细胞仪能够分离、鉴定和计数以单细胞液体流形式穿过激光束的细胞，由于在检测中使用的细胞标志示踪物质为荧光标记物，因此又被称为荧光激活细胞分选仪（fluorescence activated cell sorter，FACS）。其原理是携带荧光素标记的待检细胞混悬在一定容积的上样缓冲液中，进样后仪器将细胞悬液制成以单细胞排列的微细流束。荧光标记的细胞通过仪器的激光束激发照射时，产生的荧光信号通过敏感的光电倍增管被光学系统检测到，并输送到计算机进行分析处理（图 15–1）。

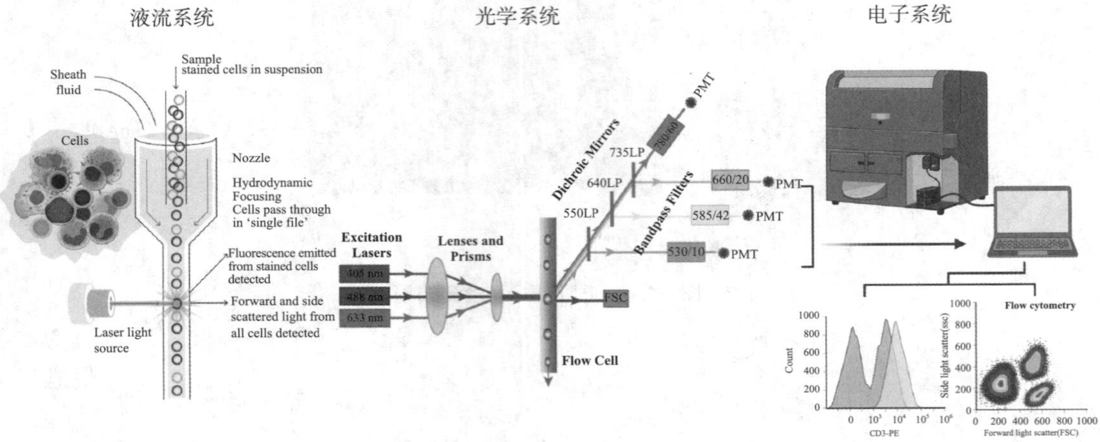

图 15–1　流式细胞仪工作原理示意图

流式细胞仪所检测的光信号主要包括散射光信号和荧光信号。其中，散色光信号分为：①前向角散射（forward scatter，FSC）：与被测细胞的大小有关，确切地说与细胞直径的平方呈正相关。②侧向角散射（side scatter，SSC）：指与激光束正交 90° 方向的散射光信号，与被测细胞内部的颗粒密度和精细结构有关，对细胞膜、细胞质、核膜的折射率较敏感。由于散射光信号的产生不依赖任何细胞样品的制备技术（如染色），因此被称为细胞的物理参数（或称固有参数）。光散射测量最有效的用途是从复杂的细胞群体中筛选出物理性状相对均一的细胞亚群。例如在血液白细胞的分析过程中，可以根据前向角散射信号（FSC）和侧向角散射信号（SSC）区分具有不同大小、不同数量细胞核（单个核或多个核）的细胞类群。

相对于散射光信号所反映的细胞所固有的物理参数，荧光信号则主要用于反映细胞内外抗原物质的组成差异。在进行流式细胞分析或分选过程中，待检的细胞样本所产生的荧光信号主要涉及两种来源：①自发荧光：这种荧光信号是指不经染色的细胞经激光照射后所自发产生的荧光，通常情况下，其荧光强度相对较弱。②特征性荧光：是指待检的细胞样本经特异性荧光标记后所产生的荧光，通常情况下，是利用特异性的荧光标记抗体，通过与细胞表面或细胞内部的抗原物质相结合，使细胞染色后，细胞所携带的荧光染料再受激光照射后所发出的荧光信号，这种荧光信号可能用于反映细胞标志物的组成与特点，是流式细胞术所要检测的主要信号与参数的来源。自发荧光信号为噪声信号，在一定程度上会干扰对特异荧光信号的分辨和测量。

流式细胞仪除了可用于开展细胞的检测分析，也可用于细胞的分类分选，其原理是，在流动室的喷口上配有一个超高频电晶体，充电后可产生一种电荷，这种电荷以特定准确的时间通过仪器的吸管孔，在与吸管孔的液体流相遇时，可将液体流打碎成只含一个细胞的微滴。含有电荷的微滴从主液体流中偏移，穿过双极板，带正电荷的微滴被吸引至阴极，而带负电荷的微滴被吸引至阳极。特定的细胞亚群由于标记不同的荧光抗体而带有不同的电荷，从而将目的细胞从混合的细胞群中分拣出来（图 15–2）。

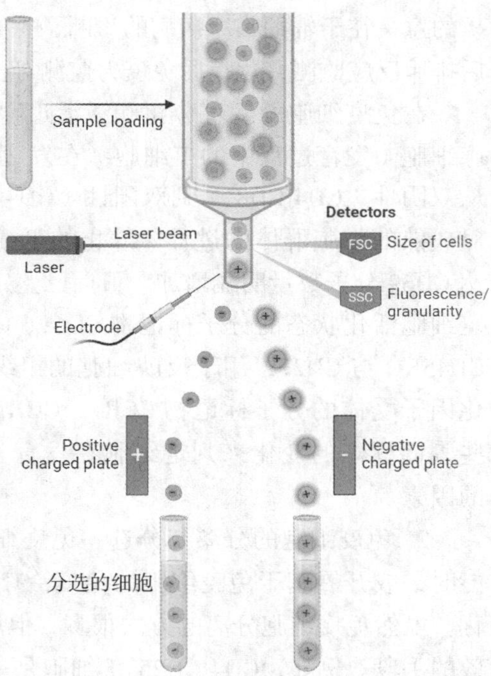

图 15–2 荧光激活细胞分选示意图

二、流式细胞术的应用

流式细胞术目前被广泛应用于临床与科研，一方面，它可以根据细胞的大小、颗粒度和特定的标记对细胞进行定量分析；另一方面，它也是特定的活细胞亚群分离或纯化的有效手段。我们将从以下几个方面来简单介绍它的用途。

流式细胞术可以用来检测细胞表面及胞内的各种标志，对细胞进行分群鉴定及各种蛋白质表达量高低的比较。不仅仅是免疫细胞，其他的如肿瘤细胞、成纤维细胞、干细胞等都可以用流式细胞技术进行细胞的表型分析和细胞分选。

1. 细胞的表型分析：流式细胞术最常用的功能就是用于开展针对免疫细胞的表型分析，可以根据不同种类与亚群的免疫细胞，通过对其细胞表面分子标志物的特异性识别与鉴定，进行细胞的表型鉴定。免疫细胞表型分析最简单的途径，就是利用荧光染料偶联的抗体特异性标记细胞表面抗原。1982 年巴黎举办的第一届人类白细胞分化抗原（human leukocyte differentiation antigen workshop，HLDA）国际研讨会上决定采用分化簇或分化群CD（cluster of differentiation，也称白细胞分化抗原），来区分和鉴定不同谱系的白细胞在分化成熟的不同阶段及活化过程中，出现或消失的细胞表面标记。20 世纪 80 年代初以来，随着单克隆抗体技术的出现，利用单克隆抗体识别免疫细胞中不同的“分化簇”并编号（CD 编号），可以实现对不同的免疫细胞开展细胞的表型分析。大多数免疫细胞都带有特定的 CD 标记，被称为细胞的谱系标记物。例如，T 细胞的标志物是 CD3、CD4 与 CD8，B 细胞的标志物是 CD19 与 CD20，单核细胞的标志物是 CD14 和 CD11b，NK 细胞的标志物是 CD56 和 CD161。免疫细胞亚群的数量与比例反映了人体免疫功能状态，对其进行分析的意义在于辅助临床疾病的诊断，探索疾病的发病、病程及预后，指导临床治疗，移植后排斥反应监测，化疗后免疫力监测等。

在免疫细胞的发育分化和激活过程中，其表面标志也在发生不断的变化。例如，胸腺细胞（发育过程中的 T 细胞）在发育的不同阶段从不成熟到成熟，其表面标志经历了从双阴性（$CD4^-CD8^-$）到双阳性（$CD4^+CD8^+$），直到单阳性（$CD4^+CD8^-$ 或 $CD4^-CD8^+$）相对成熟的细胞群体的过程。静止的 T 细胞不表达或低水平表达 CD69 分子，活化后其表达 CD69 分子数量明显增加。目前已鉴定出多种可反映细胞功能的分子标志物，如用于测定细胞活化状态的分子标记物 CD69、CD25 和 CD62L，反映细胞记忆功能的分子标记物 CD45RO 与 CD27，用于反映细胞的组织归巢功能的分子标记物 α4/β7，用于反映细胞趋化因子受体的分子标记物 CCR7、CCR5、CXCR4 和 CCR6 等。因此，可以通过检测这些表面标志的变化来判定细胞在发育分化过程中所处的状态及研究影响细胞活化状态的因素。

2. 免疫细胞的分离与分选：免疫细胞作为一组极不均一的群体，在研究免疫细胞功能时，或开展基于免疫细胞的免疫治疗时，都需要把某些特异的免疫细胞进行分离和纯化。虽然免疫细胞分离的方法很多，但用 FACS 来纯化大量特定的细胞群是目前最快捷有效的手段。例如，$CD4^+CD25^+$ T 细胞是一群具有免疫调节（免疫抑制）功能的细胞群，在对其特点及功能进行研究时，首要的问题是分离该细胞群。用相应的荧光标记单抗与其结合，再用 FACS 进行分离，就能得到纯度很高的 $CD4^+CD25^+$ T 细胞群。

3. 细胞的增殖与凋亡分析：基于流式细胞技术，可以对细胞的增殖水平进行测定，具体实现的路径包括测定细胞增殖有关的抗原的表达水平，如 Ki67、PCNA 等。还可以利用荧光染料如 CSFE 对细胞进行染色，或将胸苷类似物（BrdU 或 EdU 等）掺入复制 DNA 中，通过分析细胞在增殖与分化过程中，上述荧光标记物的变化水平，来测定细胞的增殖能力。细胞的凋亡测定有多种靶标可以选择，通常情况下，可通过 Annexin V 染色检测磷脂酰丝氨酸外翻，或使用 DNA 的核酸内切酶消化后通过 TUNEL（TdT dUTP nick end labeling）法检测末端断裂，通过分析 Caspases 的活化水平来检测细胞的凋亡状态。

4. 线粒体膜电位（MMP）的测定：线粒体是细胞产生能量（ATP）的主要场所，也是调节细胞能量代谢，影响细胞凋亡的重要细胞器。线粒体在进行氧化呼吸时，需要将所产生的能量以电化学势能储存于线粒体内膜，在内膜两侧造成质子及其他离子浓度的不对称分布而形成线粒体膜电位（mitochondrial membrane potential，MMP，$\Delta\Psi m$）。线粒体膜电位是评价线粒体功能的重要指标，不仅反映了线粒体功能的完整性，对于 ATP 的合成、离子的转运、细胞凋亡的调控及抗氧化作用都具有重要的影响，同时也反映了细胞的健康状况，对细胞的生存和发展具有重要的意义。目前检测线粒体功能主要是使用线粒体膜电位荧光探针，包括 JC-1、Rh123、TMRM、TMRE 和 DiOC6 等，一般属于亲脂性阳离子化合物，在线粒体膜基质空间中积累，与 $\Delta\Psi m$ 成反比，可通过流式细胞术对其进行测定。

5. 细胞周期的检测：细胞周期通常指细胞从一次分裂完成开始到下一次分裂结束所经历的全过程，可分为分裂间期与分裂期两个阶段。细胞周期的分析测定主要是利用饱和量的 DNA 结合染料对 DNA 进行染色。在大多数情况下，将细胞用 70% 乙醇溶液固定，使细胞破膜，然后用染料（PI，7AAD，DAPI）对其进行染色，有些染料可以进入活细胞标记 DNA 而不会损害细胞，例如 Hoescht33342 等，然后基于 DNA 结合染料的含量变化，确定细胞周期的不同阶段（具体可参见第十七章）。

6. 其他用途：利用流式细胞术还可以进行细胞内细胞因子的染色分析，或利用多重微球阵列开展针对多重细胞因子的检测。此外，DNA 含量检测是流式细胞术最早，而且目前也是最为广泛的应用之一。恶变肿瘤细胞一般多出现异倍体，流式细胞技术可以通过 PI 染色分析细胞 DNA 的含量来识别异常 DNA 群体的存在，在病理形态学不能诊断前提供确切诊断信息。

三、基本流程

流式细胞仪的使用一般分为三个步骤：第一，仪器前阶段，包括样本的制备和荧光染色；第二，流式细胞仪操作，主要是通过流式细胞仪对样本信息的读取；第三，结果分析。

1. 试剂的准备

（1）FACS 缓冲液

1 × PBS	950 ml
FCS	40 ml
10% 叠氮钠溶液	10 ml

（2）荧光标记单抗：常用的有 FITC（fluorescein isothiocyanate）和 PE（phycoerythrin）标记的单克隆抗体。

（3）封闭抗体：抗 Fc 受体抗体。免疫细胞表面一般表达有 Fc 受体，能和抗体的 Fc 段结合。封闭抗体的作用就是阻断荧光标记的单克隆抗体的 Fc 段与免疫细胞表面 Fc 受体结合所产生的非特异性的结果。

（4）同型对照（isotype control）的选择：同型对照是使用与一抗相同种属来源、相同亚型、相同剂量和相同的免疫球蛋白及亚型的免疫球蛋白，用于消除由于抗体非特异性与细胞结合而产生的背景染色。相当于实验的阴性对照。

（5）荧光素的选择：目前可选用的荧光染料多种多样，由于分子结构不同，它们的荧光激发谱和发射谱也不相同。目前台式流式细胞仪最常配置的激光器为 488 nm 和 633/635 nm，常用的荧光染料如表 15–1 所示，随着多色流式细胞仪日益普及，更好更新的荧光染料被不断地开发出来。

在流式细胞实验过程中，荧光抗体对单细胞悬液的标记效果直接影响实验的数据质量。因此，荧光抗体的选择与搭配十分重要。如果实验中检测单一指标，荧光染料亮度顺序为：PE > APC > PE–Cy5 > PerCP > FITC > PerCP–Cy5.5。通常来说，低表达抗原选用亮荧光染料，高表达抗原选用弱荧光染料，根据检测的目标蛋白质进行适当选择。如果同时检测多个指标，那么所用流式细胞仪可检测的每个通道只能选择一种荧光素，各个通道之间的荧光素颜色需要适当搭配。

表 15–1　流式细胞术常用的荧光染料

激发波长（nm）	发射光峰值（nm）	检测通道和颜色	荧光染料	用途
488	525	FL1，绿	FITC	标记抗体
488	519	FL1，绿	Alexa Fluor 488	标记抗体
488	575	FL2，橙红	PE	标记抗体
488	630	FL2，橙红	PI	核酸标记
488	675	FL3，深红	PE–Cy5	标记抗体
488	675	FL3，深红	PerCP	标记抗体
635	660	FL4，远红外光	APC	标记抗体

2. 细胞的制备：流式细胞术的分析检测必须在单细胞的基础上，因此，制备合格的单细胞悬液是关键的一环。其样本的来源包括外周血、骨髓、组织块、培养细胞、脱落细胞等。根据各组织成分的特点，可选择不同的分散细胞方法，以期达到单细胞数量高、损伤少的目的。例如，采用机械法分离富含细胞的组织 – 淋巴肉瘤，采用胶原酶分离含大量结缔组织的肿瘤 – 皮肤癌，采用密度梯度离心法分离外周血单个核细胞。

3. 荧光染色（以细胞表面直接荧光标记为例）

（1）流式管中加入 100 μl PBS 缓冲液悬浮的细胞，细胞浓度为 $5 \times 10^6 \sim 1 \times 10^7$/ml（样本如为全血取 100 μl 抗凝全血）。

（2）如样本含有红细胞需先溶血：加入 2 ml 溶血素，与血细胞充分混匀，室温避光溶血 5 ~ 15 min，血液完全透明后即可，1 000 r/min，离心 5 min，弃上清。

（3）在步骤 1 中加入封闭抗体——抗 Fc 受体抗体 0.5 μl（0.5 mg/ml），冰浴 5 min；再加入相应荧光抗体或其同型对照（按照说明书的用量），室温或 4℃避光孵育 15 ~ 30 min。

（4）加 PBS 缓冲液 2 ml，轻轻混匀，1 000 r/min，离心 5 min，弃上清。洗涤 2 次。

（5）加入 200 ~ 300 μl PBS 重悬细胞，准备进行仪器检测和分析。或加入 2% 多聚甲醛固定，4℃避光可放置 2 ~ 3 天再检测。

四、流式细胞仪的操作

流式细胞仪主要分为主机部分（包括流动室和液流系统、激光源和光学系统、光电管和检测系统、细胞分选系统）和计算机部分。不同公司生产的流式细胞仪的操作方法有一定的差别，但总体的操作流程包括：开机程序、仪器校准、预设获取模式文件、设定和调整、样品分析、关机程序等。

五、数据的采集

流式细胞仪所检测的信号类型主要包括散射光信号和荧光信号，其中依靠光电倍增管可以检测出前向散射光信号和侧向散射光信号。而使用不同的荧光滤镜可以检测出带有不同波长的荧光信号（FL1、FL2、FL3 及 FL4）。

流式细胞仪所识别的光信号被转换成电压脉冲信号后，可通过模数转换器转换成为可被计算机所识别和储存的数字信号，流式细胞仪所收集的数据主要以 FSC 标准格式进行存储，根据 FSC 标准，数据存储格式主要包括三个文件：样本获取文件、数据设置文件和数据分析结果。

1. 散射光信号：待检的细胞样本在液柱中与激光束相交时，可以向周围 360° 的立体角方向产生出散射光信号，这一信号的强弱与细胞的大小、形态、细胞内颗粒折射等有关。通常情况下，散射光信号可以进一步分为前向散射光信号和侧向散射光信号。其中，前向散射光（forward scatter，FS）产生的主要原因是激光束照射细胞时，激光束以相对轴较小的角度（一般为 0.5° ~ 10°）向前方散射，在这一过程中所产生的信号主要用于检测细胞的表面属性，信号的强弱与细胞的体积大小成正比关系。侧向散射光（side scatter，SS）产生的主要原因是激光束照射细胞时，光以 90° 角向垂直方向进行散射，由此产生的信号称为侧向散射光信号，主要用于检测细胞的内部结构属性（图 15–3）。

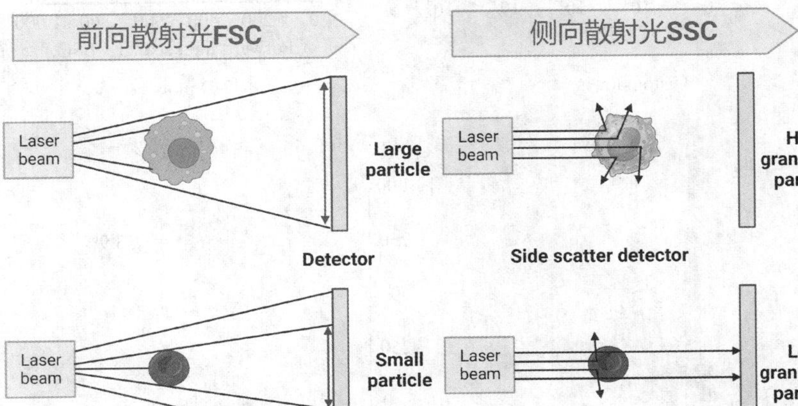

图 15–3　流式细胞仪散射光信号检测原理示意图

2. 荧光信号：荧光信号产生的原因主要是被检细胞上所标记的特异性荧光染料受到激发后，产生出特定波长的荧光信号，由于每种荧光染料被激光照射后，都会产生出具有特定波长的荧光信号，因此可通过选择具有相应波长通透性的滤光片，将不同波长的散射光和荧光信号进行区分，将其送入不同的光电倍增管进行选择性识别。由于待检的细胞上存在着不同的抗原与分子标志物，通常情况下可通过选择性地使用不同种类的单克隆抗体，并用不同的荧光染料进行标志，就可以实现对一个细胞上的多个特征分子进行同时测定。

六、结果分析

数据采集存储完毕后，针对细胞的表型与特征，可以以几种不同的格式进行显示。针对单一参数的分析，主要采用直方图（histogram）的方式进行显示；而针对两种参数的复合分析，主要采用散点图（density plot）和等高线图（contour）的形式进行显示；而对于三种参数的联合分析，则采用假三维图（pseudo 3D）的形式进行显示（图 15–4）。

1. 一维参数的分析：细胞每一个单参数的测量数据，如 FSC 或 FITC（FL1）、PE（FL1）等，可以用分布直方图来显示，反映出具有不同荧光强度的细胞数量的分布特征，可用于进行细胞的定性和定量分析。如图 15–5 所示，横坐标表示荧光信号的强度，纵坐标表示被测细胞的相对数量。通道右侧细胞群所产生的荧光信号强度明显高于左侧的细胞群，图中 M1 代表 CD3 阴性的细胞群，而 M2 则代表 CD3 阳性的细胞群。

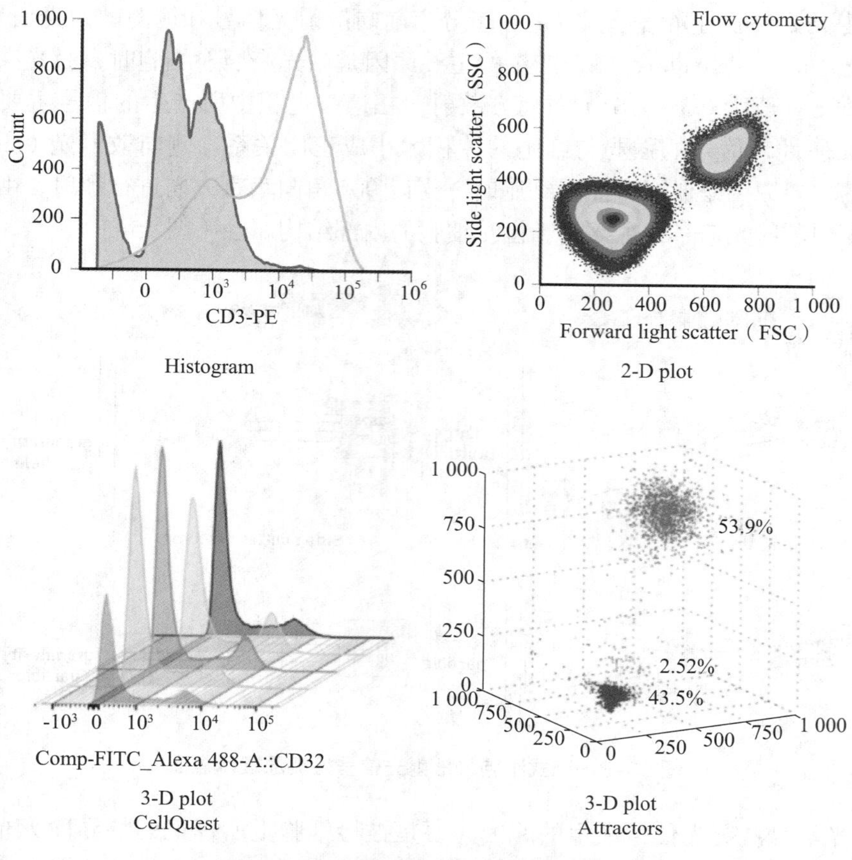

图 15–4　常见的流式细胞术结果分析图种类

2. 二维参数分析：二维参数分析可以利用不同荧光的强度来反映同一细胞群体中两个独立参数之间的相互关系。图 15–6A 为前向角（FSC）和侧向角（SSC）散射光双参数组成的散点图，根据细胞大小和结构的不同可以很容易把全血样本中淋巴细胞（R1）、单核细胞（R2）及中性粒细胞（R3）区分开，从而进一步分析各细胞亚群的特性。图 15–6B 是通过设“门”分析（gating analysis）图 15–2A 中 R1 区域内的淋巴细胞亚群得到的散点图，其中横坐标为 FL1 通道检测的 FITC 标记的 CD3 分子，纵坐标为 FL2 通道检测的 PE 标记的 CD19 分子。

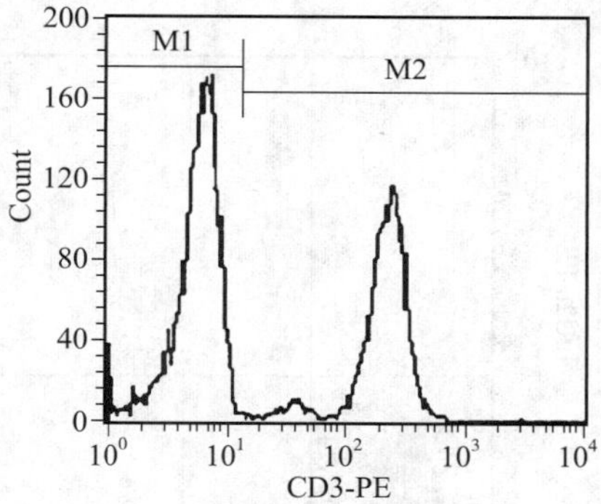

图 15–5 直方图：细胞表面 CD3 分子的表达

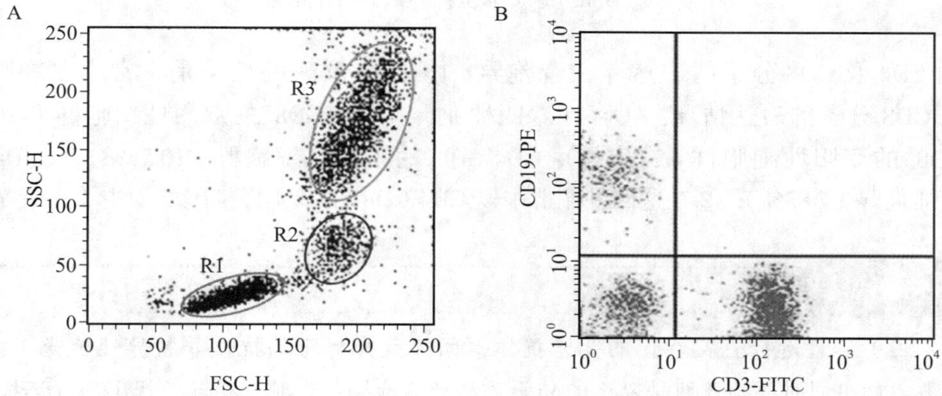

图 15–6 人外周全血细胞免疫表型分析

A. FSC/SSC 散点图；B. 人淋巴细胞内 T、B 细胞表型分析散点图

七、应用举例

下面以小鼠胸腺细胞 CD4 及 CD8 分子表达检测为例进行讲解。

1. 样本来源：小鼠胸腺细胞。

2. 试剂：FITC 标记的鼠抗 CD4 抗体及其同型对照（FITC 标记的小鼠 IgG1 抗体）。PE 标记的鼠抗 CD8 抗体及其同型对照（PE 标记的小鼠 IgG2a 抗体）。

3. 结果：参见图 15–7。

A 图：横坐标表示 FL1 通道检测的 FITC 标记的小鼠 IgG1，纵坐标表示 FL2 通道检测的 PE 标记的小鼠 IgG2a。根据同型对照的位置设定双阴性区。

B 图：横坐标表示 FL1 通道检测的 FITC 标记的 CD4 分子，纵坐标表示 FL2 通道检测的 PE 标记的 CD8 分子。左上（UL）区代表 $CD4^-CD8^+$ 的单阳性细胞群，右上（UR）区代表 $CD4^+CD8^+$ 双阳性细胞群，左下（LL）区代表 $CD4^-CD8^-$ 双阴性细胞群，右下（LR）区代表 $CD4^+CD8^-$ 的单阳性细胞群。

4. 分析：胸腺中存在着不同发育分化阶段的胸腺细胞，这些不同分化阶段的胸腺细

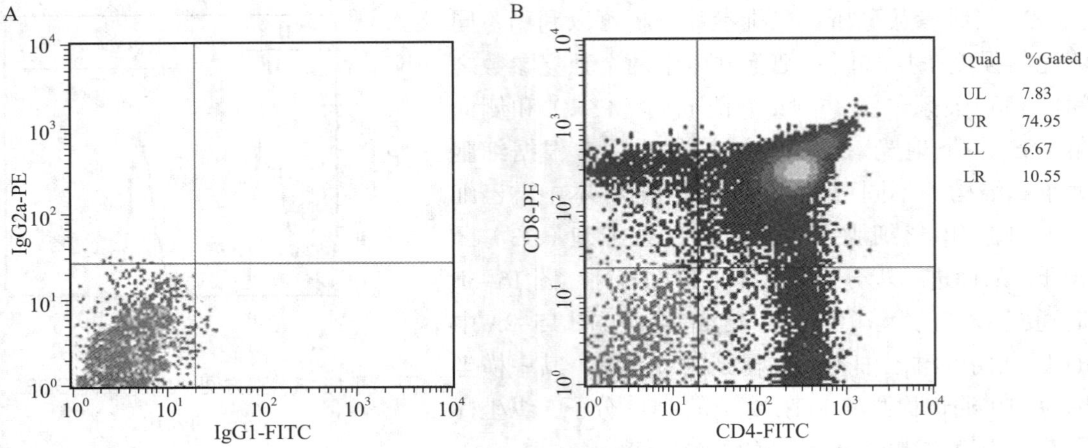

图 15–7　小鼠胸腺细胞亚群测定的密度图

A. 同型对照；B. CD4/CD8 分析小鼠胸腺细胞的密度图

胞表面 CD4 及 CD8 分子的表达存在着差异。图 15–7 反映的结果是正常小鼠胸腺细胞 CD4 及 CD8 分子的表达情况：①存在着四种亚群：$CD4^-CD8^-$ 的双阴性细胞群（6.67%），$CD4^+CD8^+$ 的双阳性细胞群（74.95%），$CD4^+CD8^-$ 的单阳性细胞群（10.55%）和 $CD4^-CD8^+$ 单阳性细胞群（7.83%）；②在这四种亚群中以 $CD4^+CD8^+$ 的双阳性细胞群为主（占近 75%）。

［关键点］

（1）尽量选择直接标记的荧光抗体，间接荧光标记的抗体非特异性荧光干扰因素多。如果同时要检测两种以上的分子，尽可能选择荧光颜色相互干扰小的标记抗体。

（2）处理样本时，要制备合格的单细胞悬液，如果两个或多个细胞粘连在一起或细胞碎片过多都将影响 FCM 结果，进而导致实验失败。如果要检测细胞表面的分子，要尽量选取新鲜的样本，保持细胞活性，缩短操作时间；否则，荧光抗体会非特异性结合于死细胞表面，产生假阳性结果。

（3）实验中需设立同型对照，以去除非特异性结合；设立空白对照，以去除自发荧光；设立实验对照，以去除荧光本底。增加样本检测结果的准确性和客观性。

（4）实验过程中，要注意荧光抗体的避光，防止发生荧光淬灭。样本细胞的数量和抗体的比例浓度都要适当，否则可能影响实验结果。

（5）检测细胞内细胞因子或蛋白质时封闭抗体的应用是必不可少的。因为大多数的免疫细胞表面都表达有 Fc 受体，能和抗体的 Fc 段结合。封闭抗体的作用就是阻断荧光标记的单克隆抗体的 Fc 段与免疫细胞表面 Fc 受体结合所产生的非特异性的结果。可加入灭活正常兔血清，4℃孵育 30 min。

（6）细胞与抗体相互作用后，一定要用缓冲液洗涤 2 次，以去除游离的抗体。

（7）上样前应充分混匀悬液，以防止细胞聚集。

（王宏伟）

第十六章　细胞内细胞因子检测

各类免疫细胞可以分泌大量的细胞因子，为了更有效地评价不同细胞合成细胞因子的能力，细胞内细胞因子染色技术的出现，极大地推动了人们对免疫细胞产生细胞因子的研究。该技术主要特征是细胞合成的细胞因子不被分泌到细胞外，利用特异性抗体标记细胞内细胞因子，可以同时检测不同细胞亚群内细胞因子合成情况。相较于其他技术，利用细胞内细胞因子抗体染色的流式细胞术具有快速、简便、高灵敏度和定量检测的优点。该技术的应用使得我们能够全面了解各类细胞合成细胞因子的模式、动态变化规律及其在不同细胞亚群中的表达水平差异，并为疾病的诊断和治疗提供新的研究方法和策略。

细胞内细胞因子流式细胞术已经广泛应用于生命科学各个领域的各类型细胞产生细胞因子的定量评价，免疫学中常用的 T 细胞亚群分析，就是依赖细胞内细胞因子染色方法，例如，Th1 细胞可以合成高水平 IFN-γ，而 Th2 细胞则合成高水平 IL-4。静息状态下的淋巴细胞只产生少量的细胞因子，为了提高检测的敏感性，往往需要采用一定的细胞活化剂刺激细胞活化，如刀豆球蛋白 A（ConA）可以活化 T 细胞，而细菌内毒素脂多糖（LPS）可以活化 B 细胞及单核巨噬细胞。活化后的细胞可以合成大量细胞因子，然而，细胞产生的细胞因子会在短时间内大量释放，导致细胞内细胞因子信号变弱难以检测。为了解决这一问题，可以利用布雷菲德菌素 A（brefeldin-A，BFA）或莫能菌素（monensin）阻断胞内高尔基体介导的蛋白质转运，增强细胞内细胞因子的积累，提高检测敏感性。

下面分别以小鼠脾 T 细胞合成 IFN-γ 及 NK 细胞合成 IL-2 为例，叙述细胞内细胞因子检测方法。

一、小鼠 T 细胞合成 IFN-γ

1. 试剂和材料

（1）抗体：FITC 标记的抗 CD3 单克隆抗体、PE 标记的抗 CD4 单克隆抗体、APC 标记的抗 IFN-γ 单克隆抗体。

（2）同种型 IgG：FITC、PE 及 APC 分别标记的上述各类抗体的同种型 IgG 对照。

（3）刺激剂及阻断剂：PMA（phorbol 12-myristate 13-acetate）、离子霉素（ionomycin）、莫能霉素（monensin）。

（4）细胞培养和洗涤实验材料：RPMI 1640 培养液（含 10% 胎牛血清）、PBS 缓冲液、固定缓冲液（fixation buffer）、透膜缓冲液（permeabilization buffer）。

2. 基本流程

（1）取小鼠脾，通过 100 目金属网研磨，获得单个脾细胞悬液。用 PBS 洗涤 2 次，将细胞浓度调整为 1×10^7/ml，培养于完全 RPMI 1640 培养基中。

（2）添加 PMA、离子霉素和莫能霉素至终浓度分别为 50 ng/ml、1 μg/ml 和 1.7 μg/ml，在 37℃ 5% CO_2 条件下培养细胞 4 h。

（3）使用 PBS 缓冲液洗涤细胞 2 次后，将小鼠脾细胞重悬于 100 μl PBS 缓冲液中，加入新鲜同种动物血清或 Fc 受体阻断剂，室温 20 min 以封闭细胞表面 Fc 受体。

（4）加入荧光素标记的抗 CD3 及 CD4 单克隆抗体，室温避光染色 30 min。

（5）PBS 洗涤细胞 3 次，加入 100 μl 固定缓冲液，4℃避光固定 30 min。

（6）将细胞重悬于 100 μl 透膜缓冲液中，4℃避光孵育 30 min。

（7）用 PBS 洗涤 2 次后，加入 APC 标记的抗 IFN-γ 单克隆抗体，室温避光孵育 30 min。

（8）将细胞洗涤 2 次后，用流式细胞仪对样品进行检测（图 16–1）。

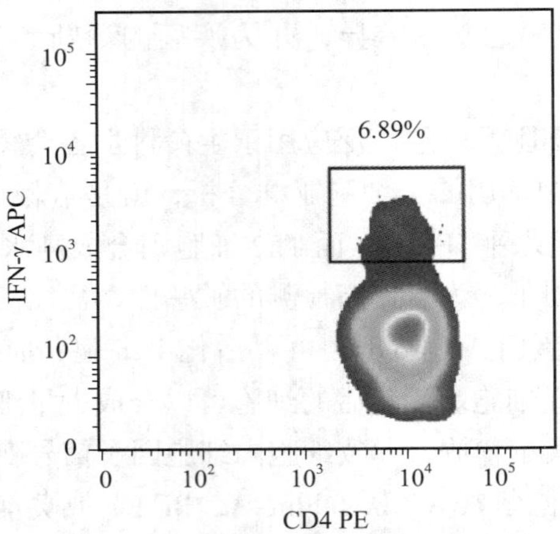

图 16–1　小鼠脾淋巴细胞内 IFN–γ 检测

3. 注意事项：在检测细胞内细胞因子时，封闭抗体的应用是必不可少的，以防止非特异性结合。由于细胞内细胞因子水平通常较低，因此除了设置同型 IgG 对照，建议设置荧光扣除对照（fluorescence minus one，FMO），可准确设定阈值、区分阳性和阴性细胞、评估荧光信号渗漏，提高数据解读的准确性。

二、小鼠 NK 细胞合成 IL–2

1. 试剂和材料

（1）抗体：PE 标记抗小鼠 CD49b 抗体、FITC 标记抗小鼠 NKp46 抗体、Percp–Cy5.5 标记抗小鼠 IL–2 抗体。

（2）同种型 IgG：FITC、PE 及 Percp–Cy5.5 分别标记的上述各类抗体的同种型 IgG 对照。

（3）细胞活化剂：重组激活素 A（activin A）。

（4）细胞裂解液：低渗红细胞裂解液。

（5）刺激剂及阻断剂：PMA（Phorbol 12-myristate 13-acetate）、离子霉素（Ionomycin）、莫能霉素（Monensin）。

（6）细胞培养和洗涤实验材料：RPMI 1640 培养液（含 10% 胎牛血清）、PBS 缓冲液、固定缓冲液（fixation buffer）、透膜缓冲液（permeabilization buffer）。

2. 基本流程

（1）取小鼠外周抗凝血，加入红细胞裂解液作用 5 min，加入 5 倍体积完全培养液，1 000 r/min 离心 5 min，RPMI 1640 培养液重悬细胞，将细胞浓度调整为 1×10^7/ml。

（2）添加 1% 胎牛血清 -RPMI 1640 培养液稀释的激活素 A 至终浓度 10 ng/ml，在 37℃ 5% CO_2 条件下培养细胞 2 h，设单纯培养液对照孔。

（3）各孔分别添加 PMA、离子霉素和莫能霉素，至终浓度分别为 50 ng/ml、1 μg/ml 和 1.7 μg/ml，在 37℃ 5% CO_2 条件下培养细胞 4 h。

（4）使用 PBS 缓冲液洗涤细胞 2 次后，将小鼠脾细胞重悬于 100 μl PBS 缓冲液中，加入新鲜同种动物血清或 Fc 受体阻断剂，室温 20 min 以封闭细胞表面 Fc 受体。

（5）加入荧光素标记的抗 CD49b、NKp46 单克隆抗体，室温避光染色 30 min。

（6）PBS 洗涤细胞 3 次，加入 100 μl 固定缓冲液，4℃避光固定 20 min。

（7）将细胞重悬于 100 μl 透膜缓冲液中，4℃避光孵育 30 min。

（8）用 PBS 洗涤 2 次后，加入 Percp-Cy5.5 标记抗小鼠 IL-2 单克隆抗体，室温避光孵育 30 min。

（9）将细胞洗涤 2 次后，用流式细胞仪检测样品中 $CD49b^+NKp46^+$NK 细胞中 IL-2 染色阳性细胞比率（图 16-2）。

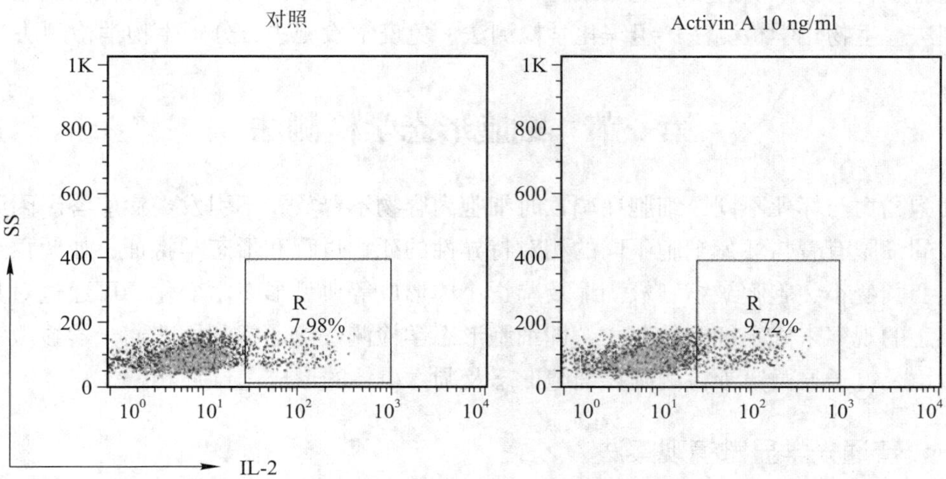

图 16-2 小鼠外周血 NK 细胞胞内 IL-2 检测

3. 注意事项：不同细胞需要使用不同的活化剂，激活素 A 可以刺激 NK 细胞及巨噬细胞分泌细胞因子，其最适刺激时间为 2 ~ 4 h。

（齐 妍）

第十七章　免疫细胞凋亡

细胞死亡是细胞生命活动的重要组成部分，分为程序性细胞死亡（programmed cell death，PCD）和非程序性细胞死亡。程序性细胞死亡包括细胞凋亡（apoptosis）、坏死性凋亡（necroptosis）、细胞焦亡（pyroptosis）、铁死亡（ferroptosis）及自噬（autophagy），而非程序性细胞死亡即坏死（necrosis）。其中凋亡作为最经典和研究最为广泛的细胞死亡方式，是指细胞在基因调控下，按照其生存规律主动结束生命的自主死亡过程。细胞凋亡的启动和进行由多个基因及信号分子参与调控，这些分子共同构成一个独特而复杂的凋亡信号传递系统，从而激活靶分子而引发细胞凋亡。凋亡是机体细胞生理性死亡的主要方式，是维持机体正常生理稳态的重要机制之一，在机体正常的胚胎发育、组织发育与细胞分化等过程中，细胞凋亡均参与其中并发挥重要的调控作用。凋亡在免疫细胞的发育成熟、分化及效应过程中也具有重要的意义，如淋巴细胞在发育成熟过程中经历的阳性选择、阴性选择；杀伤性细胞对靶细胞的细胞毒效应，活化免疫细胞发生的活化诱导细胞凋亡等。因此，细胞凋亡的研究对阐明免疫细胞的发育过程及对靶细胞的杀伤机制，以及肿瘤等疾病的发生机制、自身耐受的诱导机制、药物的效应靶点及其作用机制等均具有十分重要的意义。

随着生物学技术的进步，免疫细胞凋亡的检测方法不断扩展，常见的检测法包括形态学检测法、生物化学检测法、组织化学检测法、免疫学检测法、分子生物学检测法等。

第一节　细胞形态学检测法

细胞凋亡与坏死不同，细胞在凋亡时细胞内容物不释放，不引发炎症应答。因此，发生凋亡的细胞有着与坏死细胞不同的相对特异性的死亡过程和形态学特征，如凋亡细胞呈现细胞变圆变小、胞膜皱缩、核固缩及凋亡小体形成等典型形态学变化，可通过对其凋亡典型形态的观察来确定细胞的凋亡，即细胞形态学检测法。通常利用普通光学显微镜、荧光显微镜及电子显微镜等检测凋亡细胞形态及凋亡小体的形成进行判断。

一、普通光学显微镜观察法

细胞凋亡是一种细胞主动性死亡过程，细胞内 DNA 被剪切，并伴有钙蛋白酶与核酸内切酶等的活化、水平增高。凋亡细胞经瑞氏－吉姆萨染色或 HE 染色后，镜下观察可见凋亡细胞体积缩小、胞质浓缩、核染色质密度增高并呈致密浓染的块状或颗粒状、核膜核仁碎裂，形成凋亡小体。甲基绿－派诺宁染色后，根据细胞着色不同也可用于判定凋亡或坏死细胞。

（一）吉姆萨染色法

细胞凋亡时细胞形态产生明显改变，如核膜皱缩，细胞体积缩小，细胞核深染，染色质边集、浓缩成团块状，细胞核大小不一，可见“凋亡小体”，部分细胞表面有“出芽”现象。吉姆萨染料嗜碱性，可与细胞染色质结合将细胞核染成蓝紫色，在显微镜下可以清楚看到凋亡细胞核的形态学变化。

1. 试剂配制

（1）吉姆萨染液：取吉姆萨染料 1 g，加入甲醇 60 ml，磁力搅拌器 60℃搅拌 2 h，染料溶解后缓慢加入 60 ml 丙三醇，棕色瓶密封保存。用时取吉姆萨储存液 1 ml 加入 9 ml 1 × PBS 混合，即为工作液。

（2）激活素储存液：取 10 μg 激活素 A，加入无血清 RPMI–1640 培养液 1 ml 配成储存液，–20℃保存备用。

2. 材料准备

（1）B 细胞杂交瘤细胞。

（2）含 10% 血清的 RPMI–1640 培养液、乙醇、双蒸水等。

（3）CO_2 培养箱、超净工作台、显微镜等。

3. 基本流程

（1）用含 10% 血清的 RPMI–1640 培养液将 B 细胞杂交瘤细胞调至浓度为 1×10^5/ml，将细胞加入 24 孔培养板，设激活素 A 10 ng/ml 组与培养液对照组，置 37℃ 5% CO_2 培养箱中培养 24 h。

（2）吸弃培养上清，加入 1 ml 冷 PBS，回收细胞，4℃，1 500 r/min，离心 5 min，弃上清，冷 PBS 洗涤细胞 1 次。

（3）冷 PBS 重悬细胞并调细胞浓度至 1×10^6/ml，取 50 μl 细胞涂片，37℃干燥后，冷乙醇固定 30 min，双蒸水洗涤 3 min，重复 2 次，用滤纸吸去液体。

（4）滴加吉姆萨染液，染色 2 ~ 3 min，双蒸水洗涤 2 次，每次 3 min，经梯度乙醇脱水透明后，树脂封片。

（5）显微镜下直接观察细胞凋亡的形态学变化。

（6）结果判定：对照组可见细胞核呈圆形，大小均匀一致，核膜光滑，染色质均匀一致；而激活素组细胞核大小不一，部分细胞可见核膜皱缩，胞核深染，染色质边集、浓缩成团块状（凋亡小体），部分细胞表面有“出芽”现象（图 17–1）。

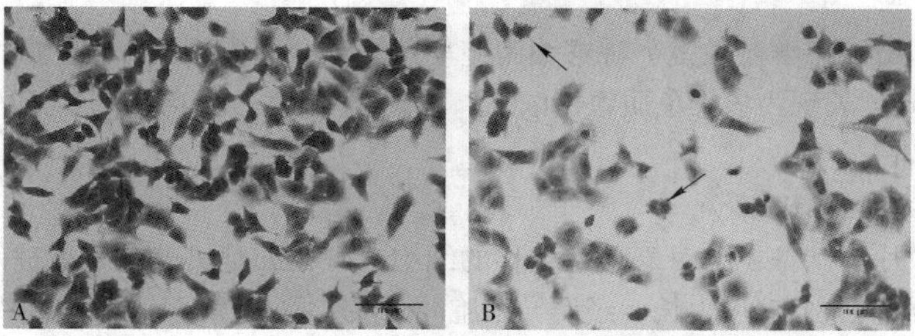

图 17–1　吉姆萨染色 B 细胞杂交瘤细胞凋亡的形态变化

A. 对照组；B. 激活素 A 组。箭头表示凋亡细胞

［关键点］

（1）为避免细胞涂片时细胞脱片，应提前采用多聚赖氨酸处理玻片。

（2）为使细胞涂片均匀，最好使用细胞涂片机。

（3）染色试剂尽可能现用现配制，染色时间因细胞类型不同应加以调整。

（二）苏木素－伊红染色法（HE 染色法）

1. 试剂配制

（1）苏木素液：先将钾明矾 2.5 g 溶于 500 ml 蒸馏水，苏木素 2.5 g 溶于 25 ml 乙醇，再将已溶解的明矾溶液加入苏木素乙醇液中，煮沸。将火焰熄灭，慢慢加入 12.5 g 氧化汞（加时小心，防止溶液溅出），再煮沸 2 min，将烧杯立即浸入冷水中，待染液冷却后，加入乙酸 20 ml，室温保存，应用前滤纸过滤颗粒后使用。

（2）伊红 Y 染色液：取蒸馏水 75 ml，先用少量蒸馏水将 0.5～1.0 g 伊红 Y 研碎，再加入剩余蒸馏水溶解伊红 Y。待完全溶解后加入 95% 乙醇 25 ml，混匀。最后滴冰乙酸 1～2 滴。

（3）其他：盐酸乙醇分化液（盐酸 0.5 ml，75% 乙醇 100 ml）、二甲苯、100% 乙醇、95% 乙醇、80% 乙醇、75% 乙醇、甲醇、苦味酸、中性树脂。

2. 材料准备：组织切片机，离心机，光学显微镜等。

3. 基本流程

（1）组织石蜡切片的 HE 染色

1）取小块组织，经甲醛或多聚甲醛固定 24 h，常规石蜡包埋，按 4 μm 厚度切片。

2）切片按以下步骤脱蜡与水化：二甲苯Ⅰ 5 min，二甲苯Ⅱ 5 min，100% 乙醇 2 min，95% 乙醇 1 min，75% 乙醇 1 min，蒸馏水洗 2 min。

3）苏木素染色 5 min，流水冲洗。

4）盐酸乙醇分化 30 s（可提插数下）。

5）蒸馏水浸泡 15 min。

6）伊红液染 2 min。

7）按以下步骤脱水、透明与封片：95% 乙醇Ⅰ 1 min，95% 乙醇Ⅱ 1 min，100% 乙醇Ⅰ 1 min，100% 乙醇Ⅱ 1 min，二甲苯石碳酸（3∶1）1 min，二甲苯Ⅱ 1 min，中性树脂封片。

8）结果判断：光学显微镜下观察细胞核呈蓝黑色，胞质呈淡红色。凋亡细胞在组织中单个散在分布，表现为核染色质致密浓缩，核碎裂等。坏死组织则呈均质红染的无结构物质，核染色消失。

（2）细胞涂片的 HE 染色

1）细胞涂片的制备：①对于贴壁生长的细胞，可在细胞培养前将盖玻片置于培养皿中，细胞可在盖玻片上直接生长，经诱导细胞凋亡后，取出盖玻片，PBS 轻轻漂洗去除细胞培养液后，用 4% 多聚甲醛常温固定 5 min。②对于悬浮生长的细胞或新鲜制备的组织单细胞悬液，经诱导细胞凋亡后，根据细胞大小调细胞至合适浓度，取细胞涂片，待涂片干燥后用 4% 多聚甲醛固定 5 min。

2）HE 染色方法同石蜡组织切片染色的步骤 3）~ 7）。

3）结果判断：光学显微镜下可见细胞核及染色体被染成深蓝色或蓝黑色，胞质染成淡红色。正常细胞经 HE 染色后，细胞保持原有生长形态（如大多贴壁细胞呈梭形或多角形），细胞核形态规整，并染成较均一的蓝色。凋亡细胞的细胞形态变小或伪足收缩细胞变圆，细胞核固缩、核碎裂成几部分，细胞膜皱折、卷曲，并形成膜包裹的凋亡小体。坏死细胞则表现为肿胀，细胞膜破坏，核染色体着色呈淡蓝色甚至核消失。

（三）甲基绿 - 派诺宁染色法

甲基绿可特异性结合 DNA，使 DNA 着绿色；派诺宁（pyronin）则对 RNA 有高亲和力，可使 RNA 着红色。细胞在凋亡过程中，其主动死亡过程有胞内多种蛋白酶的激活，并伴有相应 mRNA 产生的增加。而细胞坏死为细胞被动死亡过程，常伴有 RNA 的损失。因此，凋亡细胞内固缩核的脱氧核糖核酸不但可染上甲基绿，而且其胞质内核糖核酸可使派诺宁着色。因此，派诺宁阳性者（着红色）为凋亡细胞，阴性者（着绿色）为坏死细胞。

1. 试剂配制

（1）组织固定液：无水乙醇 600 ml、氯仿 300 ml、冰乙酸 100 ml。

（2）甲基绿贮存液：新购买的甲基绿需用氯仿处理以去除甲基紫。具体方法：将 2% 甲基绿水溶液 20 ml 加到洁净分液漏斗中，再加入氯仿 20 ml，使其内的甲基紫充分溶于氯仿中。待氯仿溶液呈紫红色后，旋动分液漏斗下部的砂塞，将下层紫红色氯仿液层慢慢移去。再加入新的氯仿 10 ml 进行甲基紫的清除。如此反复更换氯仿，到氯仿中无紫红色为止。制备好的甲基绿溶液可作为贮存液，置于 4℃保存。

（3）甲基绿 - 派诺宁染色液：分别取甲基绿贮存液 5 ml、5% 派诺宁水溶液 1 ml、蒸馏水 12 ml、0.2 mol/L 乙酸钠（pH4.8）18 ml，临用前配制，并用滤纸过滤后应用。

（4）其他：丙酮、丙酮 / 二甲苯（1∶1）液、二甲苯、中性树脂。

2. 材料准备：普通组织石蜡切片 / 组织冷冻切片 / 细胞涂片，光学显微镜等。

3. 基本流程

（1）组织石蜡切片经二甲苯脱蜡、梯度乙醇水化直至蒸馏水（同 HE 染色）。（细胞涂片无须此操作）

（2）置甲基绿 - 派诺宁染色液中室温下染片 1 h。

（3）取出切片，无须水洗，直接用滤纸吸干多余染液。

（4）放入丙酮中迅速分化。

（5）再转入丙酮 / 二甲苯（1∶1）液中稍洗。

（6）二甲苯透明 2 ~ 3 次。

（7）中性树脂封片。

（8）结果判断：光学显微镜下可见细胞核普遍着绿色。凋亡细胞的固缩核呈绿色或蓝绿色，细胞质呈红紫色；坏死细胞只有细胞核着绿色。

二、荧光显微镜观察法

多种荧光染料可与核酸结合，在荧光显微镜下可观察到细胞呈现荧光。通常情况下，活细胞经荧光染料处理后，在荧光显微镜下可见均匀的荧光，而且荧光较弱；凋亡细胞则呈致密浓染的颗粒状或块状荧光。常用于检测细胞凋亡的荧光染料有吖啶橙、Hoechst33258 或 Hoechst33342、碘化丙啶（PI）和溴乙锭（EB）。其中，吖啶橙与 Hoechst33258/33342 可进入活细胞和死细胞，而 PI 与 EB 只能使细胞膜破损细胞或死细胞着色。不同的荧光染料，因其激发光谱与发射光谱不同，显微镜下荧光特性也不尽相同。同时，此类染色法也可与流式细胞分析技术相结合应用。

（一）吖啶橙染色法

吖啶橙可与 DNA 和 RNA 中的碱基对和磷酸盐基团结合，从而使细胞被染色。在蓝光激发下，正常细胞的细胞核呈黄绿色荧光，而核仁和胞质 RNA 呈橘红色荧光。凋亡细胞碎裂的核由膜包裹，并凸起至细胞表面呈黄绿色。

1. 试剂配制：吖啶橙贮存液：称取 10 mg 吖啶橙，溶解于 100 ml PBS 中，调 pH4.8 ~ 6.0，过滤，4℃避光保存。

2. 材料准备：细胞涂片、荧光显微镜等。

3. 基本流程

（1）制备单细胞悬液，调细胞浓度为 1×10^7/ml。

（2）取 95 μl 细胞悬液于 Eppendorf 管，加入 5 μl 的吖啶橙贮存液，混匀。

（3）用移液器吸一滴细胞液在洁净玻片上，用盖玻片封片（注意不要有气泡）。

（4）荧光显微镜观察。选用激发滤片 BG12 或 BV 等，阻断滤片用 515 nm 或 SP3。

（5）结果判断：镜下可见凋亡细胞的核 DNA 为黄色或黄绿色荧光，细胞质和核仁的 RNA 为橘黄，有时细胞质内可见致密浓染的黄绿色荧光，或见黄绿色碎片，此为凋亡细胞产生的碎裂核。

（二）Hoechst33258 或 Hoechst33342 染色法

Hoechst 33258 及 33342 均为特异性 DNA 染料，可与 DNA 中的 A/T 结合，其核酸结合特性与 pH 有关，当 pH2.0 左右时，优先结合 RNA；pH7.0 时，主要结合 DNA。

1. 试剂配制

（1）Hoechst33258/Hoechst33342 贮存液：称取 Hoechst33258（或 Hoechst33342）1 mg，用 20 ml 蒸馏水溶解，过滤后分装，4℃避光保存。

（2）Hoechst33258/Hoechst33342 染色液：取 Hoechst33258/Hoechst33342 贮存液，用蒸馏水进行 10 倍稀释后，调 pH 至 7.0。

（3）封片液（pH5.5）：20 mmol/L 柠檬酸，50 mmol/L 磷酸氢二钠，50% 甘油。

（4）其他：4% 多聚甲醛等。

2. 材料准备：细胞涂片，荧光显微镜等。

3. 基本流程

（1）同前述方法培养细胞，冷 PBS 洗细胞 2 次，4℃，1 500 r/min，每次离心 5 min。

（2）冷 PBS 重悬调细胞浓度至 1×10^6/ml，取 50 μl 细胞涂片，37℃干燥，4% 多聚甲

醛固定 30 min，双蒸水洗 2 次，每次 3 min，滤纸吸去液体。

（3）滴加 Hoechst 33258 染液（现用现稀释），避光染色 15 min，暗室中双蒸水洗 2 次，每次 3 min，滤纸吸去液体。

（4）50% 甘油封片液封片，30 min 内荧光显微镜下观察并照相。

（5）结果判定：荧光显微镜下可见正常细胞核大小均匀一致，呈均匀淡蓝色荧光；凋亡细胞呈亮蓝绿色荧光染色，染色质浓缩，部分核膜包裹致密的染色质形成凋亡小体（图 17–2）。通常将核内呈现 3 个或 3 个以上的 DNA 荧光浓染点的细胞判为凋亡细胞。

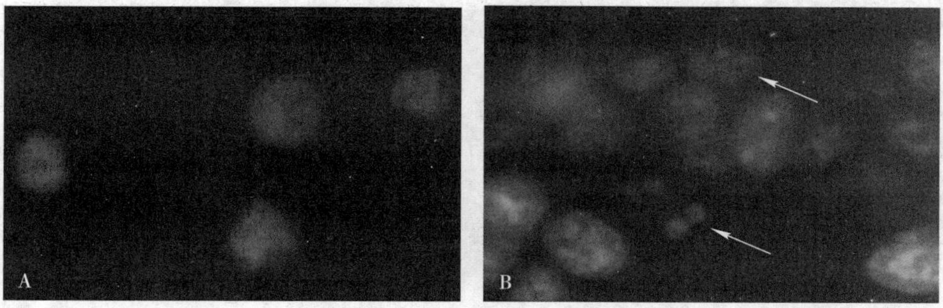

图 17–2　Hoechst33258 染色观察 B 细胞杂交瘤细胞凋亡的形态变化

A. 对照组；B. 激活素 A 组。箭头表示凋亡细胞

［关键点］

（1）Hoechst 染料不溶于磷酸缓冲液，所以配制时须以蒸馏水溶解配成储存液，于 4℃中避光保存。

（2）Hoechst 染液可对死细胞或经 70% 冷乙醇固定的细胞立即着色。活细胞的着色是渐进性的，需要一定的反应时间，通常 10 min 内染色达到饱和。

（3）对于活细胞，也可先用 Hoechst3 3258/Hoechst33342 染色液染色，再固定细胞后观察。

第二节　寡核苷酸片段检测法

细胞发生凋亡时，细胞内 Ca^{2+}、Mg^{2+} 依赖的核酸内切酶活化，细胞核染色体 DNA 被活化的内切酶从核小体间断裂，形成不同数量的大小在 180 ~ 200 bp 或其整数倍的寡核苷酸片段。相反，坏死细胞的 DNA 为随意断裂，产生长度不一的片段。目前，针对此特征性寡核苷酸片段建立的细胞凋亡检测法主要有：琼脂糖凝胶电泳法、ELISA、原位末端标记法等。寡核苷酸片段检测法具有较高的特异性和敏感性，是研究细胞凋亡的主要手段之一。

一、普通琼脂糖凝胶电泳法

DNA 电泳法是判断细胞凋亡的经典方法。凋亡细胞在发生凋亡时，可产生多个大小在 180 ~ 200 bp 或其整数倍的寡核苷酸片段，这些片段在进行琼脂糖凝胶电泳时，形成特征性的梯状条带（DNA ladders），其大小为 180 ~ 200 bp 的整数倍；而细胞坏死时，其 DNA 裂解产生的片段大小不一。因此，坏死细胞经裂解消化后，其提取的 DNA，在含 EB 的琼脂糖凝胶电泳中呈模糊的、弥散状带型；正常细胞基因组 DNA 完整经电泳后呈单一条带；凋亡细胞的 DNA 呈典型的梯状条带，即为 180 ~ 200 bp 大小的核苷酸片段，以及其整数倍大小的片段。

（一）酚提取法

1. 试剂配制

（1）细胞核裂解液：pH8.0 的 10 mmol/L Tris–HCl，150 mmol/L NaCl，10 mmol/L EDTA，100 μg/ml 蛋白酶 K，最后加入终浓度为 0.4% 的 SDS。

（2）10 mg/ml RNase：取 10 mg RNase 溶于 1 ml TE 缓冲液中，于 100℃ 15 min 灭活 DNase 后，自然冷却。

（3）平衡酚。

（4）氯仿 : 异戊醇（24 : 1）。

（5）3 mol/L 乙酸钠。

（6）无水乙醇，–20℃预冷。

（7）TAE 电泳缓冲液：0.001 mol/L EDTA（pH 8.0），0.04 mol/L Tris– 乙酸。

（8）上样缓冲液：0.25% 溴酚蓝，30% 甘油，0.25% 二甲苯青，用双蒸水溶解，4℃保存。

2. 材料准备：1 ml Eppendorf 管、移液器、琼脂糖、电泳仪等。

3. 基本流程

（1）收获细胞（5×10^6），1 000 r/min，离心 5 min，去上清。

（2）加入 1 ml PBS 重悬细胞，1 000 r/min，离心 5 min，去上清。

（3）加细胞核裂解液 500 μl 重悬细胞，置 50℃ 3 ~ 5 h，其间不时振摇或置 37℃过夜。

（4）加 0.5 ml 平衡酚，上下颠倒几次，充分混匀，6 000 r/min，离心 5 min。

（5）转移上清至另一 Eppendorf 管，加 0.5 ml 氯仿 : 异戊醇，上下颠倒几次，充分混匀，6 000 r/min，离心 5 min。

（6）转移上清至另一 Eppendorf 管，加 50 μl 3 mol/L 乙酸钠上下颠倒几次混匀。

（7）加入二倍体积的预冷无水乙醇，上下颠倒几次混匀，4℃下静置 2 h，可见絮状白色沉淀物。

（8）12 000 r/min，离心 10 min，弃上清。

（9）吹干残存液体，得沉淀 DNA。

（10）加 50 ~ 100 μl TE 缓冲液，再加 5 μl RNase，37℃水浴 30 min，溶解 DNA。

（11）取 20 μl DNA 样品加 2 ~ 5 μl 上样缓冲液，1% 琼脂糖凝胶电泳（电压 50 V）电泳 1.5 ~ 2 h 后，UV 下观察。

（12）结果判断：凋亡细胞因其DNA被降解成规则的180～200 bp片段或其整数倍寡核苷酸片段，电泳呈“梯状”条带；正常活细胞DNA因分子较完整，分子量大，迁移距离短，条带在加样孔附近，呈单一条带（图17-3）。如果是坏死细胞，因其DNA的不规则降解，电泳图显现出一条连续的膜状条带。

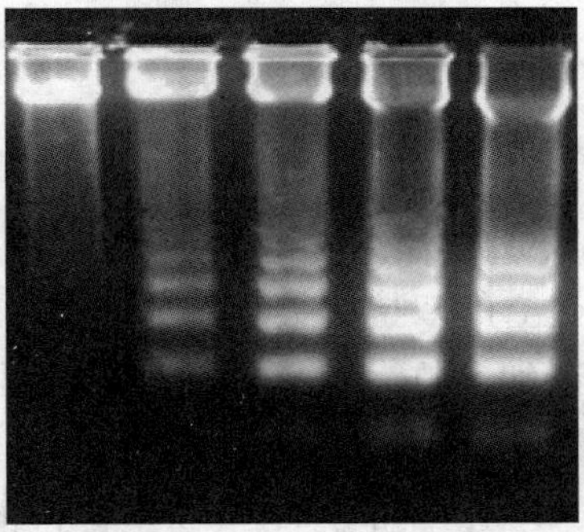

图17-3　激活素A诱导B细胞杂交瘤细胞凋亡的DNA梯度琼脂糖电泳图谱

（二）无须酚－氯仿抽提法

1. 试剂配制

（1）PC缓冲液（pH7.8）：1.611%磷酸氢二钠（Na_2HPO_4），0.074%柠檬酸钠。

（2）蛋白酶K溶液：双蒸水配成1 mg/ml。

（3）Rnase A：双蒸水配成1 mg/ml。

（4）0.25%NP-40水溶液：250 μl NP-40，加双蒸水定容至100 ml。

（5）样品稀释液：0.25%溴酚蓝，0.25%二甲苯苯胺，30%甘油。

2. 基本流程

（1）收集细胞，1 000 r/min离心5 min，去上清。

（2）用预冷的70%乙醇固定细胞（固定后的细胞可长期保存于－20℃冰箱）。

（3）1 000 r/min离心5 min，弃除固定液，用0.5 ml PBS重悬细胞。

（4）转入新的Eppendorf管中，1 000 r/min离心5 min，去上清。

（5）细胞用50 μl PC缓冲液重悬，室温30～60 min。

（6）1 000 r/min离心5 min，吸取上清于新的Eppendorf管中，真空浓缩15 min。

（7）加入0.25%NP-40溶液3 μl，1 mg/ml RNase A溶液3 μl，37℃ 30 min。

（8）加入3 μl蛋白酶K（1 mg/ml），37℃，30 min。

（9）加入12 μl样品稀释液，样品于含溴化乙锭的1.5%琼脂糖凝胶中电泳，UV下观察。

该方法的特点是：①无须酚－氯仿抽提；②样品经乙醇固定后可保存较长时间，因而特别适合于临床标本（如血液标本）的检测。

［关键点］

（1）琼脂糖电泳时，电压不要太高，控制在50 V以下为宜。

（2）电泳的距离不宜太长，运动路径过长可能使小的凋亡DNA条带弥散，DNA“梯状”条带反而不明显。

（3）因电泳时需要一定的核酸量，因此，只有当凋亡细胞达到一定比例或数量时，才能在凝胶上见到DNA呈梯状条带。因此，该方法通常用于体外培养细胞凋亡诱导实验，而不用于组织切片中显示单个细胞的凋亡形态或细胞发生凋亡的组织位置。

（4）也可采用相关公司研发的凋亡DNA梯度抽提试剂盒，该类试剂盒不需要有机试剂抽提，而采用分离柱提取DNA，操作更简单。

二、ELISA 法

细胞凋亡时产生的核小体可以与组蛋白 H2A、H2B、H3、H4 形成紧密复合物而不被核酸内切酶裂解。应用小鼠抗 DNA 和抗组蛋白的单克隆抗体，与核小体片段特异结合而建立的双抗体夹心酶免疫法，可特异检测凋亡细胞溶解物中的核小体。该法结合生物素 – 亲和素放大系统，可实现对凋亡细胞产生的单 / 寡核小体进行高特异性、高敏感性的定量检测。

1. 试剂：①生物素标记的小鼠抗 – 组蛋白单克隆抗体；②过氧化物酶（POD）标记的小鼠抗 DNA 单克隆抗体；③ DNA– 组蛋白复合物，作为对照；④ ABTS 底物；⑤溶解缓冲液；⑥温育缓冲液；⑦底物缓冲液。

2. 材料准备

（1）器材：链霉亲和素包被的微孔板、离心管、吸管、移液器、酶标仪等。

（2）待测样品：血浆 / 血清、细胞裂解物、培养细胞上清液。

3. 基本流程

（1）取样品 1 000 r/min 离心 10 min，吸取 20 μl 上清液，加入链霉亲和素包被的培养板孔中。

（2）加入 80 μl 免疫反应试剂，含抗 DNA–POD、抗组蛋白 – 生物素及温育缓冲液（按 1 : 18 混合），室温下孵育 2 h（置摇床上 250 r/min）。

（3）去上清，加 300 μl 温育缓冲液洗涤，小心移去洗涤液。

（4）重复步骤（3）两次。

（5）加入底物缓冲液 100 μl，摇床上室温孵育至颜色变化至合适。

（6）用底物缓冲液作空白对照，比色检测其 OD 值（10 ~ 20 min 内完成），检测波长 405 nm，参考波长为 492 nm。

（7）结果分析：按以下公式计算细胞产生的单 / 低聚核小体片段的聚集值：

$$聚集值 = \frac{样品的\ mU（诱导凋亡处理的细胞）}{对照的\ mU（未经诱导凋亡处理的细胞）}$$

* 注：mU（吸收值）= 双孔吸收值的平均 OD 值 – 底物 OD 值。

［关键点］

（1）加入底物后，尽快检测。

（2）若样品的 OD 值过高，应对样本做适当稀释后再进行检测。

三、TdT 介导的末端转移酶标记技术（TUNEL）

细胞凋亡时，胞内核酸内切酶被激活，染色质 DNA 被切割，产生大量的单链或双链的黏性 3′–OH。末端脱氧核糖核酸转移酶（terminal deoxynucleotidyl Transferase，TdT）可以将标记物（荧光素、酶、生物素、地高辛等）标记的脱氧核糖核苷酸（dUTP）结合到

DNA 的 3′端，在 DNA 的原位特异性显示细胞的凋亡。而正常细胞因没有 DNA 的断裂，无黏性 3′-OH 产生，因而不能被标记。

1. 试剂配制

（1）TdT 反应缓冲液（500 mmol/L 二甲胂酸钾，10 mmol/L 氯化钴），1 mmol/L DTT（二硫苏糖醇）。

（2）末端脱氧核糖核酸转移酶（TdT 酶）。

（3）地高辛 -dUTP。

（4）生物素化抗地高辛抗体。

（5）链酶亲和素 - 过氧化物酶复合物（SABC）。

（6）蛋白酶 K。

（7）0.01 mol/L TBS pH7.5（8.5 g 氯化钠，1.2 g Tris，0.45 ~ 0.5 ml 纯乙酸，双蒸馏水 1 L）。

（8）DAB 显色液。

（9）0.5% 甲基绿染液。

2. 材料准备：普通组织石蜡切片 / 组织冷冻切片 / 细胞涂片。

3. 基本流程

（1）石蜡包埋的组织切片按常规脱蜡、水化，细胞涂片和冷冻切片用 4% 多聚甲醛室温下固定 30 ~ 60 min，用 0.01 mol/L PBS 洗涤 2 min，共 2 次。再用蒸馏水洗涤 2 min，共 2 次。

（2）将标本片用新鲜配制的 3% H_2O_2 室温处理 10 min。再用蒸馏水洗涤，每次 2 min，共 3 次，以封闭内源性过氧化物酶。

（3）标本片加稀释的蛋白酶 K，37℃消化 15 min，再用 0.01 mol/L TBS 洗 2 min，共洗 3 次。如果是细胞涂片和冷冻切片一般不需消化或仅短时消化 10 ~ 60 s。

（4）标本片加适量标记缓冲液，以覆盖组织片，并保持切片湿润为宜，室温 5 min。

（5）吸去切片上液体，按 20 ~ 50 μl/ 片加标记液（按每切片取 TdT 和地高辛 -dUTP 各 1 μl，加入 18 μl 标记缓冲液混匀）。将样品置于湿盒中，37℃孵育标记 1 ~ 2 h。

（6）将标本片用 0.01 mol/L TBS 洗 2 min，重复 3 次。

（7）标本片上加稀释的生物素化抗地高辛抗体 50 μl，置于湿盒中，37℃孵育标记 30 min。

（8）将标本片用 0.01 mol/L TBS 洗 2 min，重复 3 次。

（9）标本片上加 50 μl 稀释的 SABC，置于湿盒中，37℃孵育 30 min。

（10）将标本片用 0.01 mol/L TBS 洗 2 min，重复 3 次。

（11）加新鲜配制的 DAB 显色液，室温下 3 ~ 5 min，显色。

（12）将标本片用 0.01 mol/L TBS 洗 3 min，重复 3 次。

（13）将标本片用 0.5% 甲基绿染液染 10 min。

（14）将标本片用 0.01 mol/L TBS 洗 3 min，重复 3 次。

（15）将标本片脱水、封片后，显微镜观察。

（16）结果分析：细胞核呈绿色，凋亡细胞的固缩核呈棕黄色、不规则、大小不一致的颗粒。

［关键点］

（1）每次洗涤要充分，以避免非特异性染色。

（2）DAB 显色液要新鲜配制。

第三节　流式细胞术检测法

多种荧光染料如 PI、Hoechst、7-AAD 等有亲 DNA 的特性，可通过流式细胞仪检测细胞 DNA 含量来反映细胞的凋亡。此外，凋亡细胞的细胞内膜外翻至细胞表面，使内膜的磷脂酰丝氨酸暴露于凋亡细胞表面，由于 Annexin V 具有结合磷脂酰丝氨酸的特性，可采用荧光染料标记的 Annexin V 对凋亡细胞进行标记，并通过流式细胞仪检测。

一、PI 染色法

正常的细胞 DNA 经 PI 染色后，根据 DNA 含量可将细胞分为 G_0/G_1、S、G_2/M 期。凋亡细胞的 DNA 被降解，导致其对 PI 的着色能力下降。凋亡细胞经 PI 染色后，流式细胞仪检测时，凋亡细胞会在正常细胞周期的 G_1 期峰前增加一个特异性亚二倍体核型峰，即凋亡峰。

1. 试剂配制：PI 染液：将 PI 溶于 pH7.4 的 PBS 中，配成 100 μg/ml，并加入终浓度为 100 μg/ml RNase。4℃，避光保存。

2. 材料准备：70% 乙醇，流式细胞仪等。

3. 基本流程

（1）收集细胞，1 000 r/min 离心 5 min，弃去上清。

（2）将细胞用预冷 PBS 洗一次，1 000 r/min 离心 5 min，弃去上清。

（3）加预冷的 70% 乙醇，4℃固定细胞 1 h。如置于 -20℃，细胞可保存较长时间（最好一周内）后用于检测。

（4）离心，去乙醇，加 PBS 重悬细胞。

（5）用 400 目的筛网过滤，500～1 000 r/min 离心 5 min，弃去 PBS。

（6）用 1 ml PI 染液混匀细胞，4℃避光，染细胞 30 min。

（7）流式细胞仪检测：PI 可被 488 nm 激光激发，产生红色荧光。

（8）结果判断：凋亡细胞的 DNA 结合 PI 的能力下降，表现在 PI 荧光的直方图上，凋亡细胞会在 G_1/G_0 期前出现一亚二倍体峰（图 17-4）。

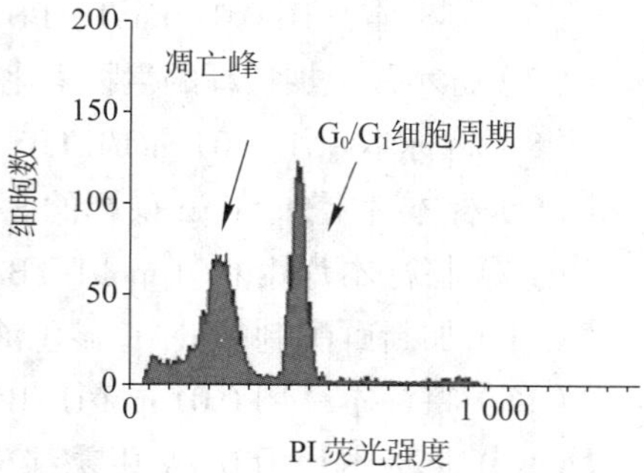

图 17-4　凋亡细胞 PI 染色的流式分析

[关键点]

（1）在用乙醇固定后，细胞变轻，在离心、洗涤过程中要注意细胞的丢失。

（2）采用流式细胞仪分析软件分析时，应首先去除粘连细胞。

（3）PI 染色后尽快上机检测。

二、Annexin V/PI 双染色法

正常细胞的磷脂酰丝氨酸（phosphatidylserine，PS）位于细胞膜内，当细胞凋亡早期，PS 从细胞膜内翻转至细胞膜表面。Annexin V 是相对分子质量为 $35 \sim 36 \times 10^3$ 的 Ca^{2+} 依赖性磷脂结合蛋白，可特异性结合 PS。PI 不能透过凋亡早期细胞的细胞膜，但可透过凋亡晚期或死亡细胞的细胞膜与 DNA 结合，使细胞核着红色。因此，利用 Annexin V/PI 双染色，可将凋亡早期、凋亡晚期及死亡细胞区分开。

1. 试剂配制

（1）Annexin V–FITC。

（2）PI 染液：用 PBS 配成 5 μg/ml 浓度，4℃，避光保存。

2. 材料准备：96 孔细胞培养板，流式细胞仪等。

3. 基本流程

（1）收获细胞于 96 孔细胞培养板（5×10^5/ 孔），PBS 洗 2 次。

（2）加 40 μl 的 10 μg/ml Annexin V–FITC 的 PBS，室温，避光 30 min。

（3）PBS 洗一次，1 000 r/min 离心，去上清。

（4）加入 100 μl PBS 后，再加 5 μl PI 染液，室温避光 5 min。

（5）加 200 μl PBS 重悬细胞后，尽快流式细胞仪分析。

（6）结果显示：单 Annexin V 阳性为早期凋亡细胞、Annexin V/PI 双阳性为晚期凋亡细胞、PI 单阳性为死亡细胞。

[关键点]

（1）Annexin V 染色时，所有的缓冲液均需要有 Ca^{2+}，否则 Annexin V 不能结合到细胞上。

（2）加入 PI 后要尽快检测。

三、7–AAD/Annexin V 双染色法

7–AAD（7– 氨基 – 放线菌素 D）与 DNA 具有较强的结合力，但其无法进入完整的正常细胞内，由于其光谱与 PE 和 FITC 重叠最小，因此可用于替代碘化丙锭（PI），联合 Annexin V 双染法用于检测细胞凋亡。此外，还可在多色分析中与 PE 和 FITC 标记的其他细胞表面标志抗体联合使用，以确定不同细胞亚群的凋亡情况。

1. 试剂配制

（1）7–AAD。

（2）Annexin V–FITC/APC 染液。

（3）75% 乙醇：75 ml 无水乙醇，加入 25 ml 蒸馏水。

2. 材料准备：96 孔细胞培养板，流式细胞仪。

3. 基本流程

（1）按照蒸馏水：10× 结合缓冲液体积比 = 9：1，稀释成 1× 结合缓冲液。

（2）收集 1×10^6 个细胞，冷 PBS 洗涤，1 000 r/min 离心 5 min，去上清。

（3）加 100 μl 的 1× 结合缓冲液重悬细胞，加入 5 μl Annexin V–FITC，涡旋后室温孵育 10 min，避光。

（4）加入 5 μl 7–AAD，室温避光孵育 5 min。

（5）加入 500 μl PBS 混匀，于 1 h 内上机检测（图 17–5）。

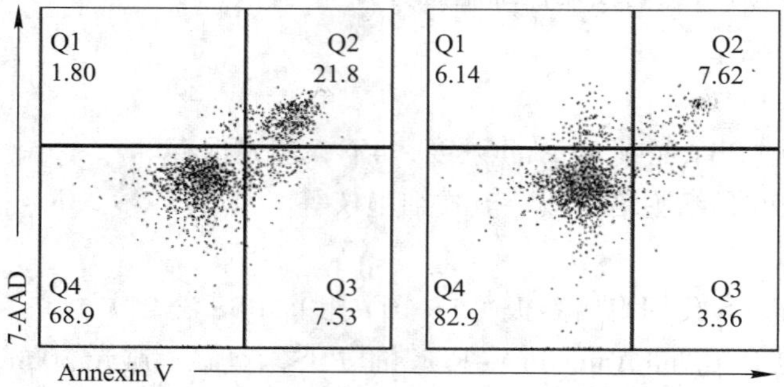

图 17–5　7–AAD/Annexin V 染色法检测 T 细胞凋亡

［关键点］

（1）结合缓冲液的瓶盖用完须盖紧，否则空气中 CO_2 进入后会形成 $CaCO_3$，减少游离 Ca^{2+}。

（2）如检测贴壁细胞的凋亡，药物处理后的漂浮细胞也应收集起来合并检测，由于该部分细胞通常是凋亡细胞，如丢失会导致结果偏低。

（3）若使用含 EDTA 的胰酶处理细胞，收集细胞后应充分清洗，确保 EDTA 被去除干净。

（杨　巍　徐金影）

附录：常用试剂配制及应用

一、常用缓冲液和试剂的配制

（一）碳酸盐缓冲液（carbonate-bicarbonate buffer，CBB）

由于碳酸盐 pH 偏碱，因此，常用于 pH > 9 的缓冲液配制（附表 1）。

附表 1　0.2 mol/L 碳酸盐缓冲液（pH9.2 ~ 10.7）

pH	0.2 mol/L Na_2CO_3（ml）	0.2 mol/L $NaHCO_3$（ml）	pH	0.2 mol/L Na_2CO_3（ml）	0.2 mol/L $NaHCO_3$（ml）
9.2	4.0	46.0	10.0	27.5	22.5
9.3	7.5	42.5	10.1	30.0	20.0
9.4	9.5	40.5	10.2	33.0	17.0
9.5	13.0	37.0	10.3	35.5	14.5
9.6	16.0	34.0	10.4	38.5	11.5
9.7	19.5	30.5	10.5	40.5	9.5
9.8	22.0	28.0	10.6	42.5	7.5
9.9	25.0	25.0	10.7	45.0	5.0

（二）磷酸缓冲液（phosphate buffer，PB）

磷酸盐是使用最广泛的一种缓冲剂，由于它们是二级解离，有两个 p*K*a 值，所以用它们配制的缓冲液，pH 范围最宽。NaH_2PO4：$pKa_1 = 2.12$，$pKa_2 = 7.21$；Na_2HPO4：$pKa_1 = 7.21$，$pKa_2 = 12.32$。

另外，磷酸盐还有钾盐分子形式，一般来说，低温时钠盐难溶，钾盐易溶，因此，配制细胞培养用试剂时常常添加钾盐试剂，但若配制十二烷基硫酸钠（SDS）– 聚丙烯酰胺凝胶电泳的缓冲液时，只能用钠盐而不能用钾盐，因为 SDS 会与磷酸钾生成难溶的十二烷基硫酸钾。

磷酸缓冲液的优点：①可配制成不同离子强度的缓冲液；②适用 pH 缓冲范围较宽；③受温度影响缓冲液 pH 变化较小；④离子强度对缓冲液 pH 影响较小，如 0.1 mol/L 缓冲液稀释 10 倍其 pH 变化小于 0.1。

磷酸缓冲液的缺点：①磷酸盐易与 Ca^{2+}、Mg^{2+} 及重金属离子结合生成不溶的沉淀物；②可能干扰某些生物化学反应过程，如对某些酶的催化活性具有一定程度的抑制作用。

NaH_2PO_4 的 pH 偏酸性，可用作 pH < 4 的缓冲液。

Na_2HPO_4 的 pH 偏碱性，可用作 pH > 10 的缓冲液。

而 pH 6 ~ 8 的中性缓冲液是更常用的缓冲液，需要 NaH_2PO_4 与 Na_2HPO_4 两种磷酸盐混合配制（附表 2）。

附表 2　0.2 mol/L 磷酸缓冲液（pH5.7 ~ 8.2）

pH	0.2 mol/L NaH_2PO_4（ml）	0.2 mol/L Na_2HPO_4（ml）	pH	0.2 mol/L NaH_2PO_4（ml）	0.2 mol/L Na_2HPO_4（ml）
5.7	93.5	6.5	7.0	39.0	61.0
5.8	92.0	8.0	7.1	33.0	67.0
5.9	90.0	10.0	7.2	28.0	72.0
6.0	87.7	12.3	7.3	23.0	77.0
6.1	85.0	15.0	7.4	19.0	81.0
6.2	81.5	18.5	7.5	16.0	84.0
6.3	77.5	22.5	7.6	13.0	87.0
6.4	73.5	26.5	7.7	10.5	89.5
6.5	68.5	31.5	7.8	8.5	91.5
6.6	62.5	37.5	7.9	7.0	93.0
6.7	56.5	43.5	8.0	5.3	94.7
6.8	51.0	49.0	8.1	4.2	95.8
6.9	45.0	55.0	8.2	3.0	97.0

（三）磷酸盐缓冲溶液（phosphate-buffered saline，PBS）

磷酸盐缓冲液是在磷酸缓冲液基础上添加 NaCl 以维持溶液的渗透压，因此，PBS 适用于做细胞缓冲液，常用 PBS 配制如下。

NaCl　8 g

KCl　0.2 g

Na_2HPO_4　1.44 g

KH_2PO_4　0.24 g

在 800 ml 蒸馏水中溶解，用 HCl 调节溶液至 pH7.2 ~ 7.4 加水定容至 1L，15 psi（1.05 kg/cm^2）高压灭菌 20 min，室温保存备用。

（四）Tris 缓冲液（tris-HCl buffer，TB）

Tris 的 pH 偏于碱性，因此，通过添加 HCl 调节 pH 至所需值，Tris-HCl 缓冲液的离子强度（mol/L）是专指 Tris 的浓度，如某一特定 pH 的 0.05 mol/L Tris 缓冲液的配制是将 50 ml 0.1 mol/L Tris 碱溶液与附表 3 所示相应体积（ml）的 0.1 mol/L HCl 混合，加水至体积 100 ml，即为 0.05 mol/L Tris 缓冲液。

另外，按附表 3 制备的缓冲液，由于试剂来源的不同，缓冲液 pH 可能与所需略有差异，此时可通过稍许减少或增加 HCl 用量，精细调节 pH 至所需值。

附表 3　0.05 mol/L Tris 缓冲液

pH	需 0.1 mol/L HCl（ml）	pH	需 0.1 mol/L HCl（ml）
7.1	45.7	8.1	26.2
7.2	44.7	8.2	22.9
7.3	43.4	8.3	19.1
7.4	42.0	8.4	17.2
7.5	40.3	8.5	14.7
7.6	38.5	8.6	12.4
7.7	36.6	8.7	10.3
7.8	34.5	8.8	8.5
7.9	32.0	8.9	7.0
8.0	29.2		

（五）Tris 盐缓冲液（tris-buffered saline，TBS）

Tris 盐缓冲液是在 Tris 缓冲液基础上添加 NaCl 以维持溶液的渗透压，因此，TBS 也适用于做细胞缓冲液，常用 TBS 配制如下。

8 g NaCl、0.2 g KCl 及 3 g Tris 溶解于 800 ml 蒸馏水中，加入 0.015 g 酚红并用 HCl 调 pH 至 7.4 用蒸馏水定容至 1 L，分装后在 15 psi（1.05 kg/cm^2）高压灭菌 20 min，室温保存。

现在常用 Tris 盐缓冲液通常不加 pH 指示剂，而且该溶液如果不用于细胞培养，通常不加 KCl 及酚红。

（六）Hank′s 液（Hank′s balanced salt solution）

Hank′s 液是一种平衡盐溶液，主要用于细胞培养取材时组织块的漂洗、细胞的漂洗等。

1. 贮存液 A 液

（1）NaCl　　80 g

KCl　　4 g

$MgSO_4 \cdot 7H_2O$　　1 g

$MgCl_2 \cdot 6H_2O$　　1 g

用双蒸馏水定容至 450 ml。

（2）$CaCl_2$ 1.4 g（或 $CaCl_2 \cdot 2H_2O$ 1.85 g）

用双蒸馏水定容至 50 ml。

将（1）液和（2）液混合，即成 A 液。

2. 贮存液 B 液

$Na_2HPO_4 \cdot 12H_2O$　　1.52 g

KH_2PO_4	0.6 g
酚红	0.2 g
葡萄糖	10.0 g

酚红应先置研钵内磨细，然后按配方顺序一一溶解，用双蒸水定容至 500 ml。

3. 应用液：A、B 贮存液分别经 112.6℃湿热灭菌 20 min，取 A 和 B 液各 25 ml，加无菌双蒸水至 450 ml，使用前用无菌的 3.5% 或 5.6% $NaHCO_3$ 调至所需 pH。

注意：药品必须全部用分析纯（A.R）试剂，并按配方顺序加入，用适量双蒸水溶解，待前一种药品完全溶解后再加入后一种药品，最后补足水到总量。

（七）无 Ca^{2+}、Mg^{2+} Hank's 液（Hank's solution without calcium and magnesium sulfate）

NaCl	80 g
KCl	4 g
$Na_2HPO_4 \cdot 12H_2O$	1.52 g
KH_2PO_4	0.6 g
葡萄糖	10 g

用双蒸馏水溶解后，加入 0.4％酚红溶液 50 ml，再加入双蒸水至 1 000 ml，112.6℃湿热灭菌 20 min，4℃ 冰箱保存。临用前将原液用无菌双蒸水作 1∶10 倍稀释，用无菌的 3.5% 或 5.6% $NaHCO_3$ 调至所需 pH。

（八）pH7.2 柠檬酸盐缓冲液（citrate buffer）

柠檬酸	0.327 g
柠檬酸钠	2.63 g
磷酸氢钠	0.222 g
葡萄糖	0.002 55 mg

蒸馏水加至 100 ml。

（九）pH3.3 柠檬酸－磷酸盐缓冲液（citric acid-phosphate buffer）

0.131 mol/L 柠檬酸，0.066 mol/L Na_2HPO_4，等量混合，调节至 pH3.3。

0.5 mol/L EDTA，pH 8.0

$EDTA \cdot 2H_2O$	186.1 g
NaOH	~20 g

将 $EDTA \cdot 2H_2O$ 加入 800 ml 水中，在磁力搅拌器上剧烈搅拌。用 NaOH 调节至 pH8.0，EDTA 直到接近 pH8.0 才完全溶解，定容至 1L。分装后高压蒸汽灭菌。

（十）0.4% 酚红溶液（phenol red solution）

取酚红 0.4 g 置于研钵中逐滴加入 1 mol/L NaOH 溶液 11.28 ml，边研磨边使酚红转变为钠盐溶于水中，加双蒸水至 100 ml，过滤后，4℃冰箱保存。

（十一）醋酸钾（potassium acetate）

在 60 ml 5 mol/L 醋酸钾溶液中，加入 11.5 ml 冰醋酸和 28.5 ml 水。该溶液用于碱性裂解。

（十二）3 mol/L 醋酸钠（sodium acetate）

在 800 ml 水中溶解 408.1 g 三水醋酸钠，用冰乙酸调 pH 至 5.2 或用稀释乙酸调 pH 至

7.0，加双蒸水至 1 L。分装后高压灭菌。

（十三）柠檬酸钠缓冲液（sodium citrate buffer）

柠檬酸钠	1.8 g
HCl（1 mol）	4 ml
无水乙醇	95 ml

先用 100 ml 去离子水溶解柠檬酸钠，然后加入 HCl 和无水乙醇，再补充去离子水至总量 200 ml。

（十四）饱和硫酸铵溶液（saturated ammonium sulfate solution）

取 500 ml 双蒸馏水，加入约 400 g 硫酸铵，水浴加热至 70℃，磁力搅拌器充分搅拌，直到加入的硫酸铵不再溶解，以氨水（也可用 NaOH）调 pH7.2，室温保存。

二、酶免疫检测常用试剂配制

（一）碳酸盐 pH9.5 包被液（coating buffer）

$Na_2CO_3 \cdot 10H_2O$	8.58 g
$NaHCO_3$	5.8 g

溶于双蒸水至 1 000 ml。

（二）5% 脱脂乳 –PBS pH7.4 封闭液（confining liquid）

脱脂乳	50 g

加 0.02 mol/L pH7.4 磷酸盐缓冲液（PBS）至 1 000 ml 溶解。

（三）洗液（washing liquid）

氯化钠	8.0 g
磷酸二氢钾	0.2 g
磷酸氢二钠（$12H_2O$）	2.9 g
吐温 20	0.5 ml

加去离子水至 1 000 ml 溶解。

（四）2 mol/L H_2SO_4 终止液（stop buffer）

21.7 ml H_2SO_4 加去离子水至 200 ml。

（五）缓冲甘油（glycerine buffer）

甘油	9 份
PB（pH8.0）	1 份

将 9 份甘油与 1 份 PB 合并，充分混匀。

（六）0.5%H_2O_2– 甲醇液（hydrogen peroxide–methanol solution）

3%H_2O_2	20 ml
甲醇	100 ml

（七）DAB–H_2O_2 底物缓冲液（DAB–H_2O_2 substrate buffer）

取 6 mg 二氨基联苯胺（3,3′–Diaminobenzidine Tetrahydrochloride，DAB）溶解于 10 ml 0.05 Mol Tris–HCl（pH7.6）。使用前取 3%H_2O_2 10 μl 加入 DAB 溶液中（H_2O_2 的终浓度为 0.003%）。如有沉淀生成，则用滤纸过滤。

（八）5- 溴 -4- 氯 -3 吲哚磷酸 / 四唑氮蓝底物显色液（BCIP/NBT substrate solution）

贮存液配制：

NBT：在 10 ml 70% 乙醇中溶解 0.5 g NBT。

BCIP：在 10 ml 100% 二甲基甲酰胺中溶解 0.5 g BCIP。

贮存液 4℃保存，可稳定一年。

底物显色液：

取 66 μl NBT 贮存液与 33 μl BCIP 加入 10 ml 碱性磷酸酶缓冲液中，充分混匀，底物显色液应在用前 1 h 内配制。

三、细胞相关试剂配制

（一）0.2 mol/L L- 谷氨酰胺（L-G）溶液（L-glutamin solution）

称 2.9 g L- 谷氨酰胺（相对分子质量为 146.15）用去离子水溶解至 100 ml，过滤除菌，分装小瓶，4 ~ 5 ml/ 瓶，-20℃冻存。

（二）100× 青 - 链霉素（双抗）溶液（penicillin/streptomycin solution，P/S）

取青霉素 G（钠盐）100 万单位和链霉素（硫酸盐）1 g，溶于 100 ml 去离子水中，分装小瓶，4 ~ 5 ml/ 瓶，-20℃冻存。

（三）7.5% $NaHCO_3$ 溶液（$NaHCO_3$ solution）

称分析纯 $NaHCO_3$ 7.5 g，用去离子水溶解至 100 ml，过滤除菌，分装小瓶，4 ~ 5 ml/ 瓶，盖紧瓶塞，4℃保存。

（四）1 mol/L HEPES 溶液（HEPES solution）

称 23.83 g HEPES（*N*-2-Hydroxyethylpiperazine-*N′*-2-ethanesulfonic acid，*N*-2- 羟乙基哌嗪 -*N′*-2- 乙基磺酸，相对分子质量为 238.3），用去离子水溶解至 100 ml，过滤除菌，分装小瓶，4 ~ 5 ml/ 瓶，4℃保存。

（五）100×（4×10^{-5} mol/L）氨基蝶呤（A）贮存液（aminopterin stocking solution）

称 1.76 mg 氨基蝶呤（aminopterin，相对分子质量 440.4），溶于 90 ml 去离子水，滴加 1 mol/L NaOH 0.5 ml，并不断搅动，待氨基蝶呤完全溶解后，加 1 mol/L 的 HCl 0.5 ml 中和，再补加去离子水至 100 ml。过滤除菌，分装小瓶，2 ml/ 瓶，-20℃冻存。

（六）100× 次黄嘌呤和胸腺嘧啶核苷（H：10^{-2} mol/L；T：1.6×10^{-3} mol/L）贮存液（HT stocking solution）

称取 136.1 mg 次黄嘌呤（hypoxanthine，相对分子质量 136.1）和 38.8 mg 胸腺嘧啶核苷（thymidine，相对分子质量 242.2），加去离子水至 100 ml，置 45 ~ 50℃水浴中使完全溶解，过滤除菌，分装小瓶，2 ml/ 瓶，-20℃冻存。用前可置 37℃加温助溶。

（七）HAT 培养液

培养液 98 ml，A 贮存液 1 ml，HT 贮存液 1 ml。

（八）秋水仙素溶液（colchicine solution）

称取 10 mg 秋水仙素，溶于 100 ml 生理盐水中（即为 100 μg/ml），过滤除菌后，分装小瓶，-20℃冻存备用。

（九）Alsever's 血细胞保存液（Alsever's solution）

葡萄糖　2.05 g

柠檬酸钠　0.8 g

NaCl　0.42 g

蒸馏水至 100 ml。

以上成分混匀后，微加温使其溶解后，用柠檬酸调节 pH6.1，分装于三角瓶中（30～50 ml/ 瓶），113℃湿热灭菌 15 min，4℃保存备用。

（十）细胞冻存液（freezing medium）

50% 小牛血清，40% 不完全培养液，10%DMSO（二甲基亚砜）。

（十一）0.025% 胰蛋白酶－0.2%EDTA 细胞消化液（trypsin-EDTA solution）

A：2.5% 胰蛋白酶：

胰蛋白酶　2.5 g

磷酸缓冲盐溶液　100 ml

过滤除菌保存。

B：0.2% 二乙胺四乙酸二钠（EDTA）

EDTA　0.2 g

双蒸馏水　100 ml

高压灭菌保存。

取 A 液 1 份，加 B 液 99 份，混匀，分装 -20℃保存。

（十二）0.83% NH_4Cl 溶液（ammonium chloride solution）

NH_4Cl　0.83 g

$KHCO_3$　0.1 g

EDTA・2Na　0.003 7 g

蒸馏水加至 100 ml。

（十三）Tris-NH_4Cl 溶液（tris-ammonium chloride solution）

NH_4Cl 3.735 g/450 ml 双蒸水 +Tris 1.3 g/50 ml 双蒸水（pH 7.65）。

（十四）细胞裂解液（cell lysis solution）

20 mmol/L HEPES（pH7.5）

150 mmol/L NaCl

1 mmol/L EDTA

10 μg/ml leupeptin

1 mmol/L PMSF

1% Triton X-100

0.5% deoxicholate（sodium salt）

0.1% SDS

（十五）组织匀浆缓冲液（histolysis buffer）

50 mmol/L Tris-HCl（pH7.5）

150 mmol/L NaCl

1% NP40

1 mmol/L　　phenylmethylsulfonyl fluoride

4 μg/ml　　leupeptin

1 μg/ml　　aprotinin

（十六）细胞核裂解液（nuclear lysis buffer）

10 mmol/L Tris-HCl（pH8.0）

150 mmol/L NaCl

10 mmol/L EDTA

蛋白酶 K 100 μg/ml

0.4%SDS（最后加）

（十七）10 mmol/L 苯甲基磺酰氟（PMSF）

在异丙醇中溶解 PMSF 至 1.74 mg/ml，即 10 mmol/L，分装后保存于 -20℃，如果需要的话，可将储存液制备至 17.4 mg/ml，即 100 mmol/L 的高浓度。

四、染色液配制

（一）苏木素液（hematoxylin solution）

苏木素 2.5 g，乙醇 25.0 ml，钾明矾 2.5 g，氧化汞 1.25 g，冰乙酸 20.0 ml，蒸馏水 500.0 ml。配制方法是先将苏木素溶于乙醇中（稍加热）。将预先已溶解明矾的蒸馏水加入苏木素乙醇液中，使溶液尽快沸腾后，将火焰熄灭，慢慢加入氧化汞，防止溶液油溅出，再煮沸 2 min。将烧瓶立即浸入冷水中，当染液冷却后，加入醋酸，室温保存，用前过滤。

（二）伊红 Y 染色液（eosin Y solution）

伊红 Y 0.5 ~ 1.0 g，蒸馏水 75 ml，95% 乙醇 25 ml，冰乙酸 1 ~ 2 滴。先取少许蒸馏水加入伊红，用玻棒将伊红研碎，再加入全部蒸馏水，溶解后加入乙醇。

（三）甲基绿染色液（methyl dreeen solution）

新购买的甲基绿需用氯仿处理去除甲基紫。方法是将 2% 甲基绿水溶液 20 ml 倾入洁净分液漏斗，移去慢慢下沉带紫红色的氯仿，再加入新的氯仿 10 ml，如此反复更换氯仿，到无紫红色为止。该液作为贮存液，4℃保存。染色液：甲基绿贮存液 5 ml，5% 派诺宁水溶液 1 ml，蒸馏水 12 ml，0.2 mol/L 乙酸钠（pH4.8）18 ml（临用前配制，滤纸过滤）。

（四）吖啶橙贮存液（acridine orange stocking solution）

10 mg 吖啶橙溶解于 100 ml PBS 中，pH4.8 ~ 6.0 滤过，4℃避光保存。

（五）吉姆萨贮存液（Giemsa solution）

吉姆萨染色粉 1 g 先溶于少量甘油，在研钵内研磨 30 min 以上，至看不见颗粒为止，再将全部（66 ml）剩余甘油倒入，于 56℃温箱内保温 2 h。然后加入甲醇（66 ml），搅匀后保存于棕色瓶中。母液配制后放入冰箱可长期保存，一般刚配制的母液染色效果欠佳，保存时间越长越好。

临用时用 pH7.4 磷酸缓冲液稀释 10 倍，随配随用。

（六）瑞氏染色液（Wright's solution）

瑞氏染色粉　　0.3 g

甘油　　　　　　　3 ml

甲醇　　　　　　　97 ml

将瑞氏染色粉放干燥研钵内磨细，加入甘油继续研磨，不断滴加甲醇并继续研磨，将上层溶解的染料倒入棕色瓶中，直至染料全溶后加甲醇至所需量。混匀后置棕色瓶中保存，用前过滤。一般配制后置室温一周便可使用，保存时间愈久，则染色效果愈佳。

（七）吉姆萨－瑞氏染色液（Giemsa-Wright's staining solution）

瑞氏染色粉　　　　0.3 g

吉姆萨染色粉　　　0.03 g

甲醇　　　　　　　100 ml

将两种粉末置于研钵中磨细，再逐滴加入甲醇混匀后倒入棕色瓶中，塞紧瓶口并充分振荡。置室温溶解后使用。

（八）噻唑兰（MTT）

称取 250 mg MTT，加 50 ml PBS（0.01 mol/L，pH7.4）在磁力搅拌器上搅拌 30 min，用 0.22 μm 的微孔滤膜过滤除菌，分装，4℃保存。两周内有效。

（九）台盼蓝染色液（trypan blue solution，**又称台酚蓝染色液**）

A：台盼蓝染料　　　1 g

　　蒸馏水　　　　100 ml

将染料置于研钵中边研磨边加入蒸馏水溶解。

B：NaCl　　　　　　1.7 g

　　蒸馏水　　　　100 ml

临用前 A、B 液 1∶1 混合，离心沉淀，取上清供染色用。混合后的染液存放过久，易形成沉淀，故应新鲜配制。

染色时，取细胞悬液 0.1 ml 加入新鲜配制的染色液一滴，室温下染 3～5 min，取一滴悬液于载玻片上，加盖玻片，高倍镜下检查。死亡细胞膨大并染成浅蓝色，活细胞不着色，大小正常。

五、固定剂

大多数神经激素、肽类物质为水溶性，在用于免疫细胞化学研究之前，常需固定。但肽类和蛋白质的物理、化学性质不同，因而对不同的固定方法或固定剂的反应也不同。某些固定剂甚至可同时破坏和（或）保护同一抗原的不同抗原决定簇。因此，在进行免疫细胞化学研究之前，很有必要了解所要研究的物质（蛋白质或肽类）的化学性质，并根据需要选择适宜的固定剂（或固定方法）及改进固定条件。目前，免疫细胞化学研究中常用的固定剂仍为醛类固定剂，其中以甲醛类和戊二醛最为常用。

（一）4% 多聚甲醛 -pH7.3 0.1 mol/L 磷酸缓冲液（formaldehyde-phosphate buffer）

多聚甲醛　　　　　40 g

0.1 mol/L 磷酸缓冲液至 1 000 ml

配制方法：称取 40 g 多聚甲醛，置于三角烧瓶中，加入 500～800 ml 0.1 mol/L 磷酸缓冲液（PB），加热至 60℃左右，持续搅拌（或磁力搅拌）至完全溶解，通常需滴加少许

1 mol/L NaOH 才能使溶液清亮，最后补足 0.1 mol/L 的 PB 于 1 000 ml，充分混匀。

该固定剂较适于光镜免疫细胞化学研究，最好是动物经灌注固定取材后，继续浸泡固定 2～24 h。另外，该固定剂较为温和，适于组织标本的较长期保存。

（二）4% 多聚甲醛－磷酸二氢钠/氢氧化钠（formaldehyde-sodium phosphate/sodium hydroxide buffer）

A 液：	多聚甲醛	40 g
	蒸馏水	400 ml
B 液：	$Na_2HPO_4 \cdot 2H_2O$	16.88 g
	蒸馏水	300 ml
C 液：	NaOH	3.86 g
	蒸馏水	200 ml

配制方法：A 液最好在 500 ml 的三角烧瓶中配制（方法同前），至多聚甲醛完全溶解后冷却待用。注意，在溶解多聚甲醛时，要尽量避免吸入气体或溅入眼内。B 液和 C 液配制好后，将 B 液倒入 C 液中，混合后再加入 A 液，以 1 mol/L NaOH 或 1 mol/L HCl 调至 pH7.2～7.4，最后，补充双蒸水至 1 000 ml 充分混合，4℃冰箱保存备用。

该固定剂适用于光镜和电镜免疫细胞化学研究，用于免疫电镜时，最好加入少量新鲜配制的戊二醛，使其终浓度为 0.5%～1%。该固定剂较温和，适于组织的长期保存。组织标本于该固定液中，4℃冰箱保存数月仍可获得满意的染色效果。

六、蛋白电泳相关试剂

（一）30%丙烯酰胺（acrylmide）

丙烯酰胺	29 g
N,*N'*－亚甲双丙烯酰胺	1 g

溶于 60 ml 水中，加热至 37℃溶解，补加水至终体积 100 ml。0.45 μm 滤器过滤除杂质，置深色瓶中室温保存。

（二）考马斯亮蓝 R-250 染色液（coomassie staining solution）

1. 称取 1 g 考马斯亮蓝 R-250，置于 1 L 烧杯中。
2. 量取 250 ml 的异丙醇加入上述烧杯中，搅拌溶解。
3. 加入 100 ml 的冰醋酸，搅拌均匀。
4. 加入 650 ml 的去离子水，搅拌均匀。
5. 用滤纸除去颗粒物质后，室温保存。

（三）考马斯亮蓝脱色液（destaining solution）

量取下列溶液，置于 1 L 烧杯中，充分混合后使用。

醋酸	100 ml
乙醇	50 ml
dH_2O	850 ml

（四）1 mol/L 二硫苏糖醇贮存液（DTT stocking solution）

用 20 ml 0.01 mol/L 乙酸钠溶液（pH5.2）溶解 3.09 g DTT，过滤除菌后分装成 1 ml 小

份贮存 -20℃保存。DTT 或含有 DTT 的溶液不能进行高压处理。

（五）0.1 mol/L pH 2.4 甘氨酸 -HCl 缓冲液（glycine-HCl buffer）

称取固体甘氨酸（相对分子质量 75.07）15.01 g，用蒸馏水溶解后，加入 0.2 mol/L HCl 648 ml，然后定容成 2 000 ml。

（六）2×SDS 凝胶加样缓冲液（2×loading buffer）

100 mmol/L Tris.Cl（pH6.8）

200 mmol/L 二硫苏糖醇（DTT）

4%SDS（电泳级）

0.2% 溴酚蓝

20% 甘油

不含二硫苏糖醇的 2×SDS 凝胶加样缓冲液可以保存于室温，临用前须将 1 mol/L 二硫苏糖醇（DTT）贮存液现用现加于上述缓冲液。

（七）10% 十二烷基硫酸钠（SDS）

在 900 ml 蒸馏水中溶解 100 g 电泳级 SDS，加热至 68℃助溶，加入几滴浓盐酸调节溶液至 pH7.2，加水定容至 1 L，分装备用。

SDS 的微细晶粒易于扩散，因此称量时要戴面罩，称量完毕后要清除残留在称量工作区和天平上的 SDS，10%SDS 溶液无须灭菌。

（八）电转印缓冲液（semi-dry transfer buffer）

Tris	3 g
甘氨酸	14.4 g
SDS	0.185 g

加入甲醇 200 ml，用去离子水调至 1 000 ml。

（九）Tris- 乙酸 50×（TAE）

Tris 碱	242 g
冰乙酸	57.1 ml
0.5 mol/L EDTA（pH8.0）	100 ml

蒸馏水定容至 1 L。

（十）Tris- 硼酸 5×（TBE）

Tris 碱	54 g
硼酸	27.5 g
0.5 mol/L EDTA（pH8.0）	20 ml

蒸馏水定容至 1 L。

（十一）TE 缓冲液 10×（pH7.4，7.6 及 8.0）

量取下列溶液，置于 1 L 烧杯中。

1 mol/L Tris-HCl（pH7.4，7.6，8.0）	100 ml
500 mmol/L EDTA（pH8.0）	20 ml

向烧杯中加入约 800 ml 的去离子水，均匀混合。将溶液定容至 1 L 后，高温高压灭菌。室温保存。

（十二）Tris- 甘氨酸缓冲液 5×（tris-glycine buffer）

Tris	15.1 g
甘氨酸（电泳级）	94 g
10% SDS（电泳级）	50 ml

蒸馏水定容至 1 L。

七、淋巴细胞分离液

（一）聚蔗糖 – 泛影葡胺分层液（ficoll-paque gradient mixer）

90 g/L 聚蔗糖 15 ml，加 500 g/L 泛影葡胺 10 ml（相对密度 1.14）。

90 g/L 聚蔗糖 17.5 ml，加 500 g/L 泛影葡胺 10 ml（相对密度 1.13）。

90 g/L 聚蔗糖 20 ml，加 500 g/L 泛影葡胺 10 ml（相对密度 1.12）。

90 g/L 聚蔗糖 24 ml，加 500 g/L 泛影葡胺 10 ml（相对密度 1.08）。

（二）Percoll 配制（prepration of percoll）

将一份 10×PBS 与 9 份 Percoll 贮存液混合，制成等渗 Percoll 悬液，此悬液被认为是 100%Percoll，其相对密度为 1.129。利用 1×PBS 或细胞培养液稀释 100% Percoll，可获得适宜密度的细胞分层液，用于各种细胞的分离，其浓度与密度的关系如下：

70% Percoll 相对密度 1.090

60% Percoll 相对密度 1.077

50% Percoll 相对密度 1.067

40% Percoll 相对密度 1.056

30% Percoll 相对密度 1.043

20% Percoll 相对密度 1.037

（三）人外周血单个核细胞（PBMC）分离 Ficoll 分层液配制

9%聚蔗糖（ficoll）	24 ml
34%泛影葡胺（urografin）	10 ml

混合，测相对密度为 1.077～1.078，G5 玻璃滤器过滤除菌。4℃冰箱保存备用。

八、其他试剂

（一）佐剂（adjuvant）

动物实验常用弗氏佐剂（Freund adjuvant），其成分通常是羊毛脂 1 份、液状石蜡 5 份，羊毛脂与石蜡油的比例，视需要可调整为 1 :（2～9）（V/V），充分混合后即是弗氏不完全佐剂，如果在每毫升不完全佐剂加入 1～20 mg 卡介苗就成为弗氏完全佐剂。

配制方法：将羊毛脂与液状石蜡按比例置于容器内，超声波混匀，高压灭菌，4℃保存备用。免疫前取等容积完全或不完全佐剂与免疫原溶液混合，用振荡器混匀成乳状，也可以在免疫前取需要量佐剂置乳钵中研磨，均匀后再边磨边滴加入等容积抗原液（其中加卡介苗 3～4 mg/ml 或不加），加完后再继续研磨成乳剂，滴于冰水上 5～10 min 内完全不扩散为止。为避免损失抗原，亦可用一注射器装抗原液，另一注射器装佐剂，二者以聚乙烯塑料管连接，然后二者来回反复抽吸，数十分钟后即能完全乳化。检查合格后即以其中一注射器作注射用。

（二）清洁液（cleaning solution）

配方 1：

重铬酸钾	100 g
蒸馏水	200 ml
浓硫酸	800 ml

将重铬酸钾加入蒸馏水中，使之自然溶解或水浴溶解，亦可在大坩埚中加热溶解，然后慢慢加入浓硫酸，边加边搅拌，见发热过剧则稍停，冷却后再继续加。此为强洗液。盛清洁液的容器要坚固，上加厚玻璃盖，操作时要穿橡皮围裙、长筒胶靴，戴上眼镜和厚胶皮手套，以保安全。洗液一旦变绿，表示铬酸已经还原，失去了氧化能力，不宜再用。如将洗液加热，再加适量重铬酸钾，又可重新使用。

配方 2：

重铬酸钾	60 g
蒸馏水	300 ml
浓硫酸	460 ml

此为中等强度洗液。

配方 3：

重铬酸钾	100 g
蒸馏水	750 ml
浓硫酸	250 ml

此液为弱洗液，为棕红色。使用此液时，必须预先用热肥皂水将玻璃器皿洗净，经自来水冲洗，沥干后才能浸入，否则该洗液很快失效。

（崔雪玲　徐金影）

主要参考文献

[1] 柳忠辉，吴雄文 . 医学免疫学实验技术 [M]. 3 版 . 北京：人民卫生出版社，2020.

[2] 柳忠辉，邵启祥 . 常用免疫学实验技术 [M]. 北京：高等教育出版社，2013.

[3] LIU G，QI Y，WU J，et al. Follistatin is a crucial chemoattractant for mouse decidualized endometrial stromal cell migration by JNK signalling [J]. J Cell Mol Med，2023，27（1）：127–140.

[4] QI Y，JIANG L，WU C，et al. Activin A impairs ActRIIA+ neutrophil recruitment into infected skin of mice [J]. Science，2021，24（2）：102080.

[5] FANG L，WANG Y N，CUI X L，et al. The role and mechanism of action of activin A in neurite outgrowth of chicken embryonic dorsal root ganglia [J]. J Cell Sci，2012，125（6）：1500–1507.

[6] ZHOU J，TAI G，LIU H，et al. Activin A down-regulates the phagocytosis of lipopolysaccharide-activated mouse peritoneal macrophages in vitro and in vivo [J]. Cell Immunol，2009，255（1–2）：69–75.

郑重声明

高等教育出版社依法对本书享有专有出版权。任何未经许可的复制、销售行为均违反《中华人民共和国著作权法》，其行为人将承担相应的民事责任和行政责任；构成犯罪的，将被依法追究刑事责任。为了维护市场秩序，保护读者的合法权益，避免读者误用盗版书造成不良后果，我社将配合行政执法部门和司法机关对违法犯罪的单位和个人进行严厉打击。社会各界人士如发现上述侵权行为，希望及时举报，我社将奖励举报有功人员。

反盗版举报电话　(010) 58581999　58582371

反盗版举报邮箱　dd@hep.com.cn

通信地址　北京市西城区德外大街4号　高等教育出版社知识产权与法律事务部

邮政编码　100120

读者意见反馈

为收集对教材的意见建议，进一步完善教材编写并做好服务工作，读者可将对本教材的意见建议通过如下渠道反馈至我社。

咨询电话　400-810-0598

反馈邮箱　gjdzfwb@pub.hep.cn

通信地址　北京市朝阳区惠新东街4号富盛大厦1座　高等教育出版社总编辑办公室

邮政编码　100029

防伪查询说明

用户购书后刮开封底防伪涂层，使用手机微信等软件扫描二维码，会跳转至防伪查询网页，获得所购图书详细信息。

防伪客服电话　(010) 58582300